GOLDMANN
Lesen erleben

Buch

Die medizinische Therapie ist abgeschlossen – man hat den Krebs überlebt. Jetzt möchte man alles dafür tun, um sich vor einem Rückfall zu schützen. Doch wie aus der riesigen Palette an Angeboten die richtige Therapie auswählen? Prof. Dr. med. Josef Beuth – profilierter Krebs-Wissenschaftler mit umfangreicher Erfahrung in der Patientenberatung – gibt in diesem Band einen detaillierten Überblick über die angebotenen Verfahren und bewertet sie kritisch und leicht verständlich. Er beleuchtet den Zusammenhang von Ernährung und Krebs, erläutert die positiven Auswirkungen, die die richtige Sportart auf den Körper und die seelische Balance haben kann, und erklärt, was zur Stärkung des geschwächten Immunsystems beiträgt. Neben den anerkannten Maßnahmen stellt er auch zweifelhafte Angebote vor und begründet, warum diese aus medizinisch-wissenschaftlicher Einschätzung heraus nicht oder noch nicht als hilfreiche Therapie dienen können. Ergänzend geben Betroffene ihre persönliche Erfahrung weiter. So findet ein Nachsorge-Krebs-Patient alle verlässlichen Informationen darüber, was ihn bestmöglich schützt und stärkt, sowie zahlreiche Praxistipps, mit deren Hilfe man den Alltag bewusster leben kann, um Energie und inneres Gleichgewicht zurückzugewinnen.

Autor

Prof. Dr. med. Josef Beuth absolvierte Studium, Approbation, Dissertation und Habilitation an der Universität Köln. 1992 wurde er zum Oberarzt und 1996 zum stellvertretenden Direktor am Institut für Medizinische Mikrobiologie und Hygiene der Universität Köln ernannt. Er war Präsident der deutschen Gesellschaft für Onkologie e. V., daneben absolvierte er eine Zusatzausbildung in Naturheilkunde. 1999 gründete er das Institut zur wissenschaftlichen Evaluation naturheilkundlicher Verfahren an der Universität Köln, dessen Leiter er bis heute ist.
www.uk-koeln.de/institute/iwenv

Prof. Dr. med. Josef Beuth

Gesund bleiben nach Krebs

Was Sie jetzt stärkt und schützt
Was hilft und einen Rückfall abwehrt

Unter Mitarbeit von Dr. Verena Drebing

GOLDMANN

Alle Ratschläge in diesem Buch wurden vom Autor und vom Verlag sorgfältig erwogen und geprüft. Eine Garantie kann dennoch nicht übernommen werden. Eine Haftung des Autors beziehungsweise des Verlags und seiner Beauftragten für Personen-, Sach- und Vermögensschäden ist daher ausgeschlossen.

Wichtiger Hinweis:

Wie jede Wissenschaft ist die Medizin ständigen Entwicklungen unterworfen. Soweit in diesem Werk eine Dosierung oder eine Applikation erwähnt wird, darf der Leser zwar darauf vertrauen, dass Autoren und Verlag große Sorgfalt darauf verwandt haben, dass diese Angabe dem Wissensstand bei Fertigstellung des Werkes entspricht. Für Angaben über Dosierungsanweisungen und Applikationsformen kann vom Verlag jedoch keine Gewähr übernommen werden. **Jeder Benutzer ist angehalten,** durch sorgfältige Prüfung der Beipackzettel der verwendeten Präparate und gegebenenfalls nach Konsultation eines Spezialisten festzustellen, ob die dort gegebene Empfehlung für Dosierung oder die Beachtung von Kontraindikationen gegenüber der Angabe in diesem Buch abweicht. Eine solche Prüfung ist besonders wichtig bei selten verwendeten Präparaten oder solchen, die neu auf den Markt gebracht worden sind. **Jede Dosierung oder Applikation erfolgt auf eigene Gefahr des Benutzers.**

Geschützte Warennamen werden nicht besonders kenntlich gemacht.

MIX
Papier aus verantwortungsvollen Quellen
FSC® C014496
FSC
www.fsc.org

Verlagsgruppe Random House FSC-DEU-0100
Das für dieses Buch verwendete FSC®-zertifizierte Papier *Classic 95* liefert Stora Enso, Finnland.

1. Auflage
Vollständige Taschenbuchausgabe Juni 2011
Wilhelm Goldmann Verlag, München,
in der Verlagsgruppe Random House GmbH

Umschlaggestaltung: Uno Werbeagentur, München
Umschlagillustration: Fine Pic® München
Fotos Innenteil: Archiv Thieme Verlagsgruppe
Redaktion: Annerose Siek
Satz: Buch-Werkstatt GmbH, Bad Aibling
Druck und Bindung: GGP Media GmbH, Pößneck
CB · Herstellung: IH
Printed in Germany
ISBN 978-3-442-17255-9

www.goldmann-verlag.de

INHALT

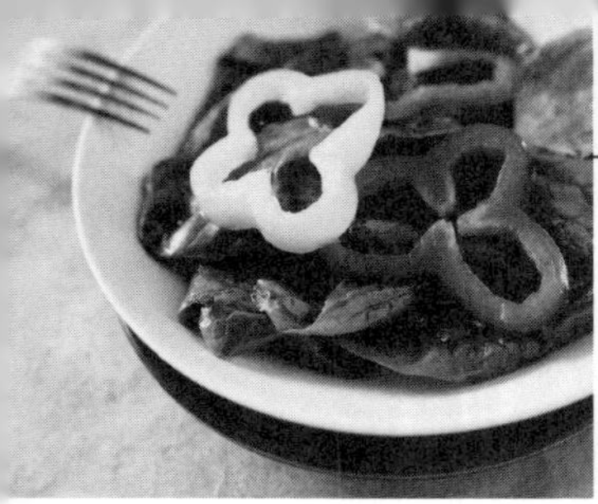
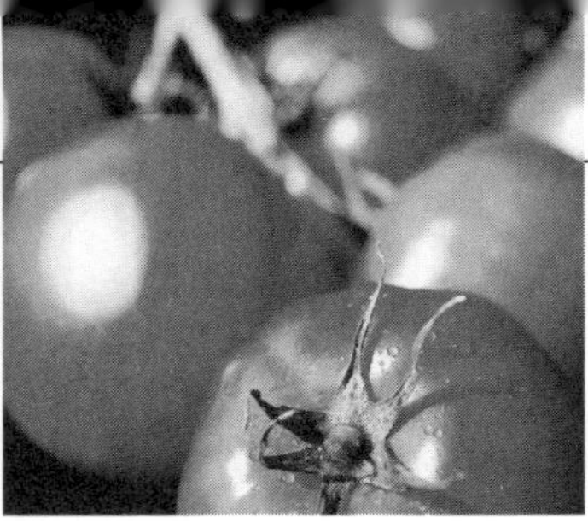
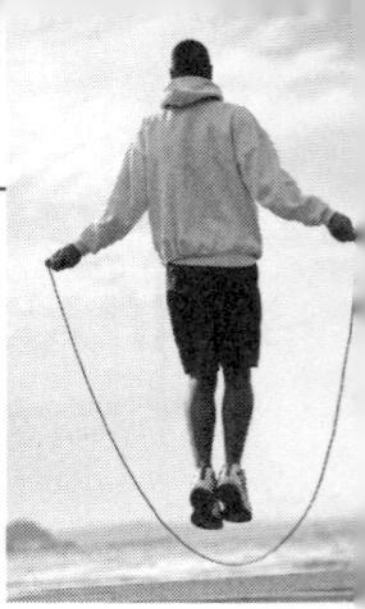

2. Sport

3. Balance

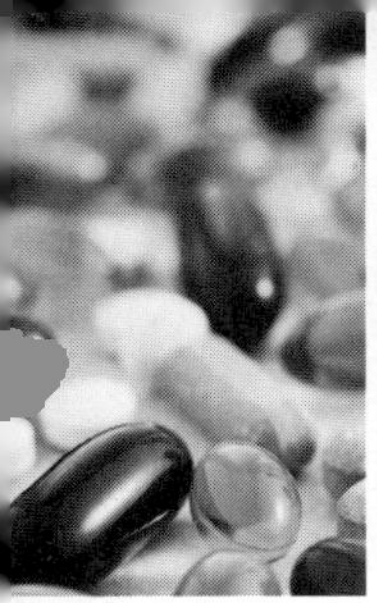
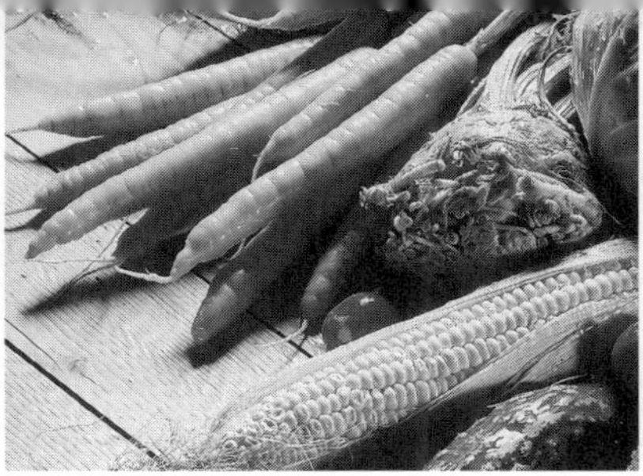
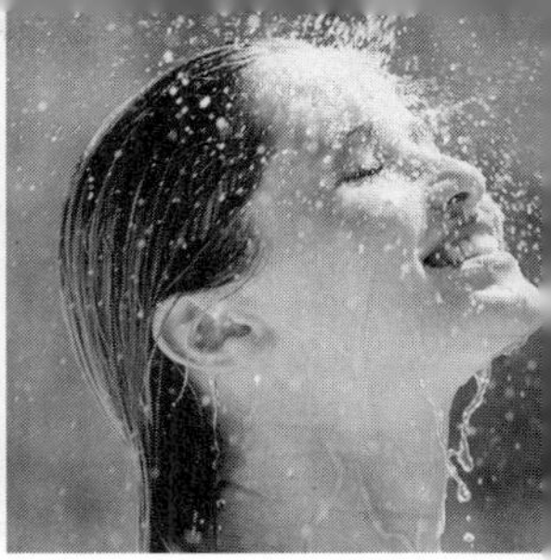

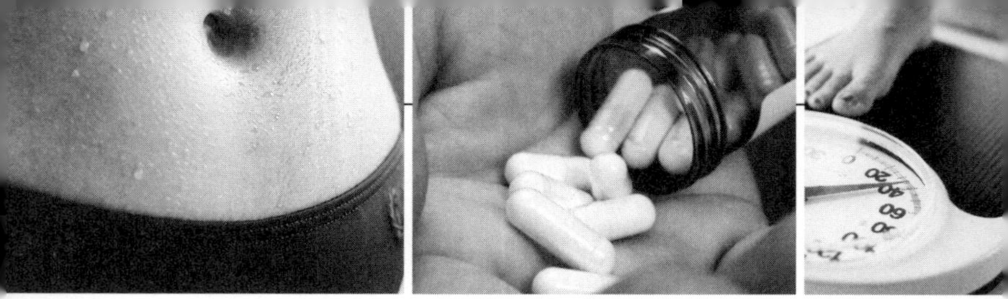

6. Diagnostik und Therapie

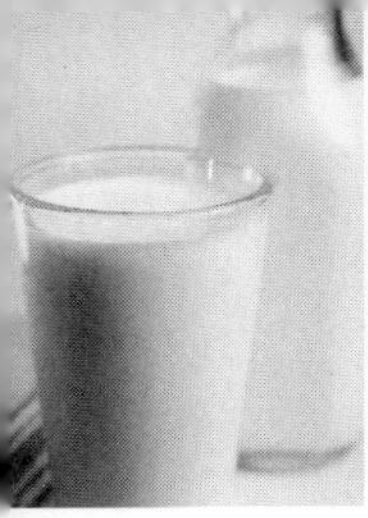
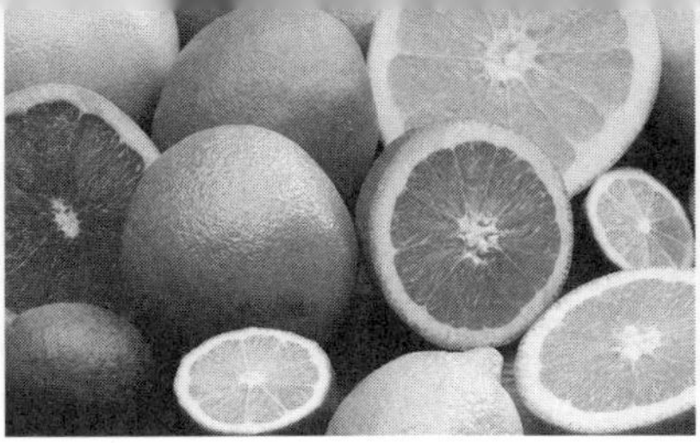
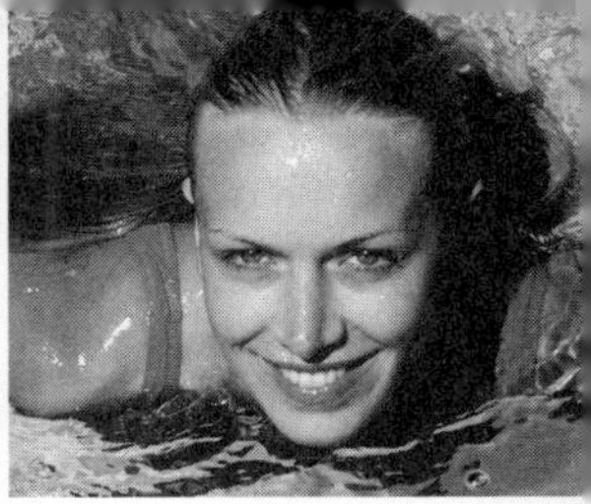

ZU DIESEM BUCH

Liebe Leserin, lieber Leser,

Sie haben gerade die Standardtherapie abgeschlossen und wissen nicht so recht, wie es weitergehen soll? Sie fühlen sich hilflos und haben Angst davor, dass die Krebserkrankung erneut ausbricht? Dieses Gefühl der Hilflosigkeit ist völlig normal. Nach Abschluss aller erforderlichen Maßnahmen, die sich in Abhängigkeit von Krebsart und -stadium vielleicht über Monate erstreckt haben, fallen viele Betroffene in ein so genanntes Therapie-Loch. Das ist verständlich. Denn sind Chemo-, Strahlen- bzw. Hormontherapie erst einmal beendet, geht ein »Sicherheitsanker« verloren, an dem Sie sich festgehalten und orientiert haben. Insbesondere während der adjuvanten (also zusätzlich zur Operation durchgeführten) Chemo- oder Strahlentherapie fühlten Sie sich wie in einer akuten und darüber hinaus langfristigen Sicherheitsmaßnahme. Solange die Therapie andauerte, waren Sie eingebunden in einen Behandlungsplan, dessen ausschließliches Ziel darin bestand, den Krebs zu besiegen. Es ist deshalb nur allzu verständlich, wenn die ordnungsgemäße Beendigung dieser Therapie bei Ihnen Fragen oder Ängste hervorruft, z. B.:

- Während der Therapie konnte der Krebs sich nicht entfalten. Was passiert jetzt? Breitet er sich wieder aus?
- Was können Ärzte machen, wenn die Behandlung den Krebs nicht ganz abgetötet hat? Gibt es weitere Therapiemaßnahmen?
- Die Therapie hat die körpereigenen Systeme (insbesondere das Immunsystem) beeinträchtigt. Was lässt sich dagegen tun? Wie kann man das körpereigene Abwehrsystem wieder stärken?
- Wie kann man als Betroffener selbst dazu beitragen, dass der Krebs nicht wiederkommt?

Die meisten Patienten werden von ihren betreuenden Behandlungszentren oder Onkologen mit den Worten entlassen: »Sie haben es (erst einmal) geschafft! Sie können zurück in Ihr normales Leben!« So erfreulich diese Nachricht auch sein mag, sie signalisiert: »Du musst dich nun allein zurechtfinden, mit allen Konsequenzen.« Für Sie persönlich bedeutet das: Sie sollten

- Ihr körperliches Befinden wieder stabilisieren,
- die Spätfolgen der Therapie in den Griff bekommen,
- Ihre ehemalige körperliche Fitness wieder erlangen,
- bei unbekannten Symptomen nicht gleich in Panik verfallen,
- Alltagssituationen meistern,
- die Eingliederung in das Berufsleben vorbereiten,
- Ansprechpartner für medizinische oder psychoonkologische Fragen finden.

Und noch etwas sollten Sie sich vor Augen halten: Krebsnachsorge ist in vielen Bereichen nichts anderes als Krebsvorsorge –

und die Möglichkeiten dafür gehen uns alle an. Die Suche nach kompetenten Ansprechpartnern für medizinische oder den Lebensstil betreffende Fragen gestaltet sich meist äußerst schwierig. Weder Onkologe noch Hausarzt geben in der Regel anwendbare Verhaltensanregungen, sondern beschränken sich auf den Rat, »ganz normal weiterzuleben«. Dieser ärztliche Hinweis erfüllt die meisten Betroffenen eher mit Skepsis und Unbehagen, als dass er wirklich weiterhelfen könnte. Kein Wunder also, dass Patienten gern Tipps von Angehörigen, Freunden, entfernten Bekannten sowie Selbsthilfegruppen, Patienten-Informationsdiensten oder auch selbst ernannten Spezialisten in Heilpraktiker- bzw. Arztpraxen und Privatkliniken sowie zweifelhaften Kompetenzzentren oder Fachgesellschaften annehmen und befolgen. Die vielen Ratschläge von Familienangehörigen und guten Freunden sind mit Sicherheit gut gemeint, die der selbst ernannten Spezialisten sind in den allermeisten Fällen ausschließlich Werbestrategien und Geschäftsideen ohne diagnostischen oder therapeutischen Nutzen. Die vielen Tipps, was gegen Krebs helfen und das Immunsystem anregen könnte, führen häufig zu Verunsicherung und kostspieligen sinnlosen Therapieversuchen, die im Extremfall auch das Gegenteil (= verstärktes Krebswachstum) bewirken können. Ein gesundes Misstrauen ist also angesagt.

Genau hier setzt der vorliegende Ratgeber an, der Ihnen die wissenschaftlich gesicherten Maßnahmen zur Vorbeugung eines Rückfalls bzw. einer erneuten Krebserkrankung aufzeigen möchte. Diese reichen von der gesunden Ernährung über Sport und Bewegung, Entspannungstraining bis hin zu Nahrungsergänzungsmitteln oder Medikamenten. Neben den anerkannten Maßnahmen stellen wir Ihnen auch die zweifelhaften Diagnostik- und Therapiemaßnahmen vor und begründen, warum diese Methoden aufgrund unserer medizinisch-wissenschaftlichen Einschätzung nicht oder noch nicht als hilfreiche Maßnahmen zur Vorbeugung eines Rückfalls oder einer Krebserkrankung dienen können.

Wir wünschen Ihnen, dass dieser Ratgeber für Sie ein Leitfaden im Dschungel der angebotenen Maßnahmen und Methoden wird.

Ihr
Prof. Dr. med. Josef Beuth

VORWORT VON SIBYLLE HERBERT

Sie möchten alles tun – ALLES –, damit der Krebs nicht wiederkommt.

»… und wie verhindern Sie, dass der Krebs ausbricht?«, fragte mich vor kurzem eine Nachbarin. »Machen Sie eine Misteltherapie? Oder nehmen Sie zusätzlich Vitamin C? Oder trinken Sie häufig grünen Tee?« – »Nein«, war meine Antwort, »ich laufe. Mehr nicht.«

Die Chancen, eine qualitätsgesicherte Krebstherapie zu erhalten, sind größer geworden in Deutschland. Doch bei der Nachsorge brauchen Krebspatienten immer noch viel Glück.

Das war auch meine Erfahrung. Kaum hatte ich Operation, Chemotherapie, Strahlentherapie hinter mir gelassen, tauchten die nächsten Fragen auf: Welche Untersuchungen sind für eine sichere Nachsorge wirklich nötig? Und vor allem wann? Ist Sport sinnvoll? Soll ich eine Misteltherapie beginnen? Oder besser nicht? Reicht die normale Ernährung? Oder brauche ich zusätzlich Vitamine und Mineralstoffe? Ärzte, Selbsthilfegruppen, Krankenkassen – jeder rät etwas anderes, wenn sie überhaupt etwas raten.

Viele Krebskranke fühlen sich nach der Behandlung allein gelassen, sind verunsichert und voller Angst. Einfach abwarten ist kaum auszuhalten.

Das ist der Nährboden für Tipps und Therapien vielfältigster Art: Rote Bete, Diättherapie, keine Milch, Dunkelfeldmikroskopien, Magnetfeldtherapie, Bioresonanztherapien – Hilfe, was wurde mir alles vorgeschlagen von selbst ernannten Experten, die vorgaben, genau zu wissen, was ich zu tun und lassen habe, um gesund zu sein und zu bleiben.

Eine Ärztin erzählte mir von Frauen, die viel Geld für solche obskuren Methoden ausgegeben haben. Geld, das sie eigentlich nicht hatten, und dennoch aufwendeten, weil die Hoffnung ihnen so viel wert war. »Das Geld war aber nicht gut angelegt«, sagte die Ärztin, »die obskuren Methoden haben letztlich nicht geholfen.«

»Gesund bleiben nach Krebs« setzt genau hier an. Einerseits erklärt das Buch wissenschaftlich und trotzdem leicht verständlich die verschiedenen Mittel und Verfahren, die Krebspatienten angeboten werden. Andererseits sagt es klar und deutlich, welche dieser Therapien sinnvoll oder sinnlos, wissenschaftlich gesichert oder fragwürdig, ungefährlich oder gefährlich sind.

Aber auch die beste Methode ist keine Garantie, dass der Krebs nicht wiederkehrt. Überleben ist und bleibt Glücksache, aber die Wahrscheinlichkeit, wieder zu erkranken, die kann man eben doch verringern, indem man zum Beispiel auf die Ernährung achtet oder obskuren Wundermitteln eben nicht auf den Leim geht.

Das Buch gibt Orientierung nach Krebs, Orientierung in diesem Labyrinth der unendlichen Heilversprechen!

Im Januar 2006 — Sibylle Herbert

Einführung

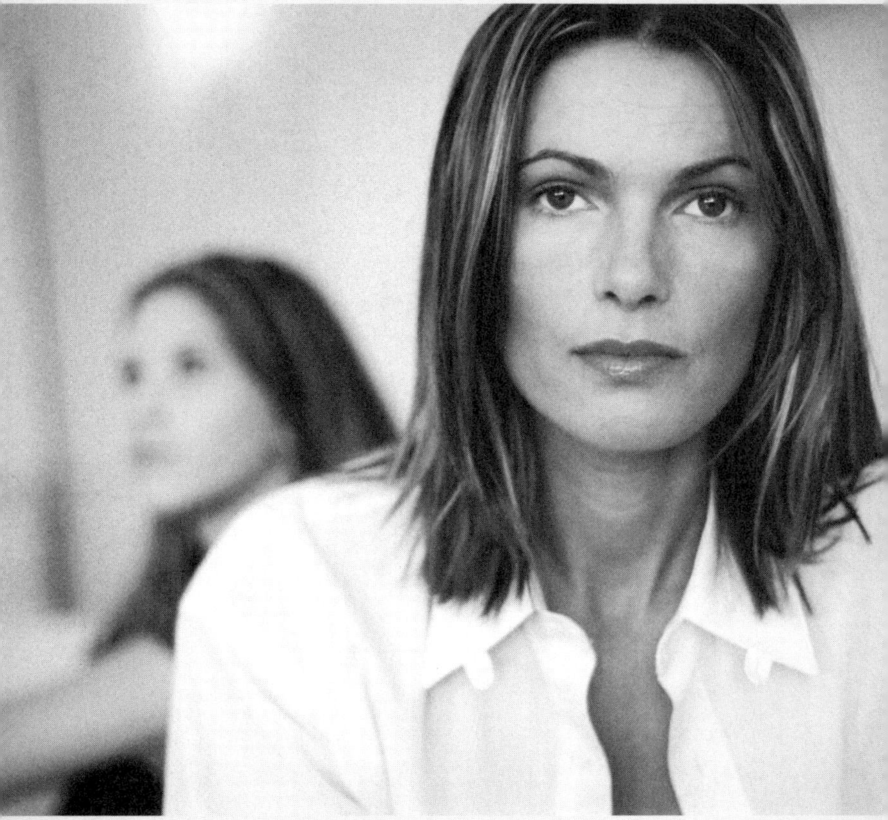

NUR EIN ZIEHEN IN DER BRUST?

Dagmar Emons: Meine Erfahrungen als Brustkrebs-Patientin

Eine Brustkrebspatientin beschreibt ihre Odyssee durch Diagnostik, Therapie und Nachsorge – mit all ihren Ängsten, Sorgen und Erlebnissen. Ein langer Weg, der sie schließlich dazu brachte, sich nicht mehr in ihr Schicksal, die Diagnostik und Therapie zu ergeben, sondern eigenständig zu denken und zu handeln: Eine Befreiung von der Passivität des »Patient-Seins«. Die Sorge und die aktive Mitgestaltung der eigenen Behandlung endet noch lange nicht mit Abschluss der Chemo- oder Strahlentherapie.

So fing alles an

Anfang Mai 2004 hatte ich zum ersten Mal vor meiner Periode ein schmerzhaftes Ziehen und eine Druckempfindlichkeit in beiden Brüsten. Ich habe deshalb meine Brüste genauer abgetastet, als ich es früher getan habe und eine Verhärtung in der rechten Brust (oberer äußerer Quadrant) festgestellt. Sorgen hierüber habe ich mir zu dieser Zeit noch keine gemacht. Nach meiner Periode war das Spannungsgefühl verschwunden, die Brüste wieder »normal«, die Verhärtung aber war geblieben. Um endlich Gewissheit zu bekommen, bin ich Anfang Juni zu meiner Frauenärztin gefahren. Nach Tastuntersuchung und Ultraschall war klar, dass ich mich nicht getäuscht hatte. Es war eine Gewebeveränderung. Meine Frauenärztin hat sich selbst telefonisch darum gekümmert, dass ich eine Woche später bereits einen Termin zur Mammographie bekommen habe. Am Montag, den 7. Juni, war dann endlich um 8 Uhr der Termin beim Radiologen. Er führte ein Gespräch mit mir, machte eine Tastuntersuchung, und es folgte die Mammographie. Nach der Mammographie merkte ich schon an seinem Verhalten, dass etwas nicht stimmt. Er sagte mir, dass er den Befund für eindeutig bösartig hält, aber auf jeden Fall brusterhaltend operiert werden kann.

Es folgten zwei Wochen zwischen Angst und Verdrängung. War das Ganze harmlos – oder war es ein Knoten, den ich da fühlen konnte? Krebs? Aber nein, das konnte nicht sein. Ich war doch erst 37 Jahre, und mein Mann und ich hatten uns für die Zukunft ein Kind gewünscht. Und wenn doch?

Wie fühlt man sich jetzt?

Nichtbetroffene fragen sich jetzt sicherlich, was man in einem solchen Augenblick fühlt. Ich habe in diesem Moment gar nichts gefühlt, obwohl mir sehr wohl bewusst war, was der Radiologe da gerade für einen Verdacht geäußert hatte. Mir wurde nur mit Schrecken klar, dass sich mein größter Wunsch – ein Kind – jetzt nicht mehr erfüllen wird. Der Radiologe beruhigte mich und meinte, dass es heute kein Problem mehr wäre, auch nach einer Krebstherapie noch ein Kind zu bekommen.

Es gab den Moment, an dem ich darüber nachgedacht habe,

was ich mache, wenn sich herausstellen sollte, dass der Krebs schon fortgeschritten sein sollte: aus dem Fenster springen oder kämpfen? Ich habe mich für Kämpfen entschieden.

Endlich die OP

Dann war es endlich so weit, am Dienstag, den 15. Juni um 10 Uhr hatte ich den OP-Termin. Als ich danach erwachte, war meine erste Frage, wie viele Lymphknoten entfernt wurden und ob diese befallen waren. Die Schwester sagte mir, dass nur der Wächterlymphknoten entnommen wurde und dass dieser metastasenfrei war. Beim Abschlussgespräch empfahl mir der Professor aufgrund meines jungen Alters und des schnell wachsenden Krebses (Grading 3) eine unterstützende Chemotherapie. Das Ergebnis der immunhistologischen Untersuchung des Hormonrezeptors lag noch nicht vor.

Mit diesem Moment habe ich mir gesagt, dass der Krebs weg ist, und ich habe mir geschworen, dass ich die Krankheit niemals so nahe an mich herankommen lasse, dass sie mein Leben beherrscht und völlig verändert. Dieser Vorsatz hat mir wahrscheinlich dabei geholfen, dass ich nach der OP schnell wieder auf den Beinen war und sehr positiv eingestellt war. Und vor allem wusste ich, dass ich jetzt wieder alles auf eine Schwangerschaft fokussieren konnte.

Die Chemo beginnt

Am 24. Juni wurden die Fäden gezogen, und ich wurde entlassen. Gleich am folgenden Tag hatte ich mit dem Onkologen einen Termin wegen der anstehenden Chemotherapie. Er klärte mich über mögliche Nebenwirkungen auf (Haarverlust, Übelkeit und Erbrechen, negative Beeinflussung des Knochenmarks/Abfall der Leuko- und Thrombozytenwerte mit deren Begleiterscheinungen, therapiebedingte abakterielle Blasenentzündung und erhöhtes Infektionsrisiko). Zudem machte er mich darauf aufmerksam, dass während der Therapie eine Schwangerschaft nicht empfehlenswert wäre und ich deshalb für entsprechende Verhütung sorgen sollte. In diesem Zusammenhang informierte ich ihn darüber, dass ich mir noch ein Kind wünschte. Er legte mir ein Formular »Aufklärung Zytostatika« zur Unterschrift vor, in dem ich bestätigte, dass ich mit der Behandlung einverstanden bin. Ich unterschrieb die Erklärung, ohne sie mir jedoch im Einzelnen nochmals durchzulesen. Er informierte mich bei einem Telefonat darüber, dass aufgrund meines Hormonrezeptor-negativen Status nun sechs statt vier EC-Chemotherapien erforderlich wären. Da keine Hormonbehandlung erfolgte, sollte dies der Kompensation dienen. Das war natürlich erst einmal ein Schock für mich. Aber ich habe mir dann gesagt, dass schaffe ich jetzt auch noch.

Die letzte Chemotherapie

Nach meiner zweiten Chemotherapie stimmte mein Bauchgefühl nicht mehr. Ich hatte ernsthaft darüber nachgedacht, die Chemopraxis zu wechseln. Meine Entscheidung war dann aber: »Augen zu und durch. Die letzten vier Chemos schaffe ich auch noch.« Heute weiß ich, dass dies ein Fehler war. Ich hätte auf mein Bauchgefühl hören sollen, so wie ich es sonst auch immer mache. Mein Gefühl, dass etwas nicht stimmte, wurde immer stärker. Um mir Klarheit zu verschaffen, fing ich an, mich über Nebenwirkungen der Chemotherapie in entsprechender Literatur und über das Internet zu informieren. Mit Entsetzen habe ich erfahren, dass es zu einer dauerhaften Unfruchtbarkeit kommen kann. Ich habe versucht, mich damit zu beruhigen, dass dies nicht möglich sein konnte, da mich der Onkologe sonst darauf hätte hinweisen müssen.

Beim Abschlussgespräch mit dem Onkologen informierte ich ihn darüber, dass ich bei ihm zur Nachsorge nicht in weiterer Behandlung bleibe und dass dies sein Kollege im Brustzentrum übernehmen würde. An seiner Reaktion merkte ich, dass ihm das überhaupt nicht passte.

Doch kein Kind?

Am 21. Dezember habe ich endlich den Mut dazu gefunden, den Onkologen anzurufen, um endlich Gewissheit zu bekommen. Er bestätigte mir, dass es aufgrund der Chemotherapie zu einer Unfruchtbarkeit kommen kann.

Schockierend fand ich seine Aussage, dass er seinen Kollegen im Brustzentrum vorschob und meinte, dass er davon ausgegangen sei, dass ich hierüber bereits von ihm aufgeklärt worden wäre. Es war doch schließlich seine Aufgabe, als mein behandelnder Onkologe, mich umfassend über mögliche Nebenwirkungen der Chemotherapie aufzuklären. Seine Aussage, dass ihm die aktuellen Studien nicht bekannt wären, auf meine Frage, wie hoch genau die Rate der Unfruchtbarkeit ist, hat mich doch sehr verwundert. Er sagte, dass nach Studien, die bereits vor ein paar Jahren durchgeführt wurden, die Quote bei ca. 20–30% liegen würde.

Heute weiß ich, dass tatsächlich 40 % der Frauen vor den Wechseljahren, die mit einer ähnlichen Chemotherapie behandelt werden, dauerhaft keine Regelblutungen mehr haben werden – und daher unfruchtbar sind.

Nach unserem Gespräch wird sich der Onkologe keine Gedanken mehr darüber gemacht haben, dass für mich eine Welt zusammengebrochen ist. Für ihn war der »Vorgang« erledigt. Er hat mich mit allen meinen Ängsten, Sorgen und Fragen allein gelassen. Und dies kurz vor den Weihnachtstagen.

Wie kann es sein, dass ein Onkologe die aktuellen Studien nicht kennt und in der Praxis damit nicht arbeitet?

Warum kein Ovarschutz?

Die nächsten Tage war ich wie besessen zu klären, wie es überhaupt zur Unfruchtbarkeit kommen kann. Im Internet fand ich dann endlich eine Informationsbroschüre »Ganz Frau sein! … trotz Krebs« von Prof. Dr. med. Kurt Possinger. Es war entsetzlich für mich, als ich selbst herausfinden musste, dass Möglichkeiten bestanden hätten, mich vor einer möglichen Unfruchtbarkeit zu schützen (Ovarschutz mittels GnRH-Agonisten, Einfrieren von Eizellen oder Kryokonservierung »Ovarien tissue banking«). Herr Prof. Possinger beschreibt in dieser Broschüre sehr ausführlich und verständlich, dass durch die Gabe eines GnRH-Agonisten eine Ruhigstellung der Eierstöcke erreicht werden kann, um so die Follikel vor der negativen Wirkung der Chemotherapie zu schützen. Durch meinen Hormonrezeptor negativen Status hätte die Gabe eines GnRH-Agonisten während der Chemotherapie genügt.

Bis heute kann ich nicht nachvollziehen, warum der Onkologe es unterlassen hat, mit mir über einen möglichen Ovarschutz zu sprechen. Die Gabe eines GnRH-Agonisten wäre bei mir zumindest ein Erfolg versprechender Versuch des Schutzes gewesen. Aus Unkenntnis? Aus Gleichgültigkeit oder ist es eine Frage des Praxisbudgets?

Nachsorge selbst in der Hand

Mir ist klar geworden, dass mir so etwas wie mit der Chemotherapie nicht noch einmal passieren darf. Ich habe mich daher dazu entschieden, die Organisation meines Nachsorgeprogramms selbst in die Hand zu nehmen. Wieder habe ich angefangen, mich über entsprechende Literatur über das Thema »Nachsorge« zu informieren und habe mich dabei gefragt: Was ist erforderlich? Was will ich? Entgegen der Meinung mancher Ärzte habe ich mich für eine engmaschige apparative Untersuchung entschieden, da ich frühzeitig darüber Gewissheit haben möchte, wenn der Krebs wiedergekommen ist. Ich bin mir sehr wohl darüber bewusst, dass ich mit meinen betreuenden Ärzten solche gefunden habe, bei denen ich »mündige« Patientin sein und aktiv meinen weiteren Weg mitbestimmen darf.

Auch wenn von vielen Ärzten der »mündige« Patient gefordert wird, gibt es in der Praxis doch leider viele, die nicht akzeptieren können, dass man als Patient nicht alles wort- und kommentarlos hinnimmt und nicht blind der ärztlichen Empfehlung ohne Widerspruch und eigene kritische Meinung folgt.

Was mache ich jetzt?

Natürlich kam für mich nach Ende der Standardtherapie auch die Zeit, in der ich mich fragte, was ich in Zukunft noch selbst dazu beitragen kann, um gesund zu bleiben. Da ich leider von keinem Arzt entsprechende Tipps bekommen hatte, habe ich angefangen, mich mit dem Thema »Komplementärmedizin« selbst zu beschäftigen.

Ich war überrascht darüber, was auf dem Markt so alles an Diagnostik- und Therapiemethoden, zu teilweise horrenden Preisen, angeboten wird. Erschreckend finde ich, dass es Krebspatienten gibt, die den Weg der schulmedizinischen Standardtherapie verlassen und sich in die Hände von irgendwelchen »Krebsheilern« begeben, die mit Sprüchen »Nur ich kann Sie heilen« oder »Nur meine Methode kann Ihnen helfen« werben. Hier werden von den Scharlatanen Hoffnungen geschürt, hinter denen nichts anderes als Profitgier steht. Traurig nur, dass manche Patienten ihre verzweifelte Suche nach einer Heilungschance mit dem Leben bezahlen.

Deshalb mein Rat an alle Menschen, die eine Krebsbehandlung hinter sich haben: Ihre Gesundheit ist Ihre Verantwortung – nehmen Sie daher auch Ihre Behandlung und vor allem die Nachsorge ein Stück weit selbst in die Hand!

Köln, im Januar 2006
Dagmar Emons

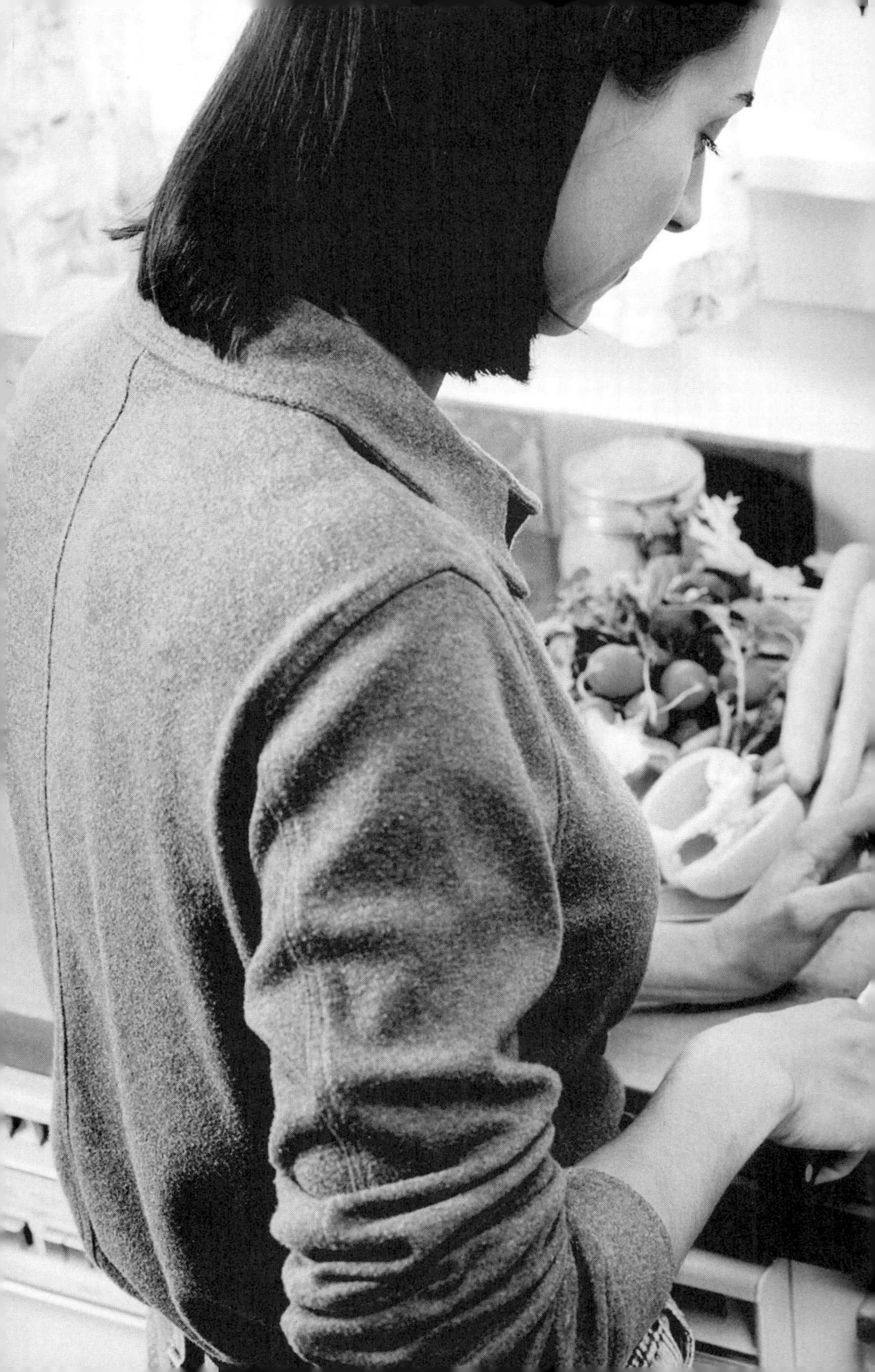

1. Ernährung

Richtige Ernährung stärkt und schützt

Sowohl der Krebs selbst als auch die Therapie haben Ihren Körper stark geschwächt. Jetzt muss er sich erholen und neue Reserven aufbauen. Mit einer ausgewogenen Ernährung geben Sie Ihrem Körper alles, was er für seine Wiederaufbauphase benötigt. Die folgenden Ernährungsempfehlungen berücksichtigen die derzeit bekannten und relevanten ernährungsbedingten Risikofaktoren für Krebs.

ERNÄHRUNG UND KREBS: GIBT ES EINEN ZUSAMMENHANG?

Es gibt wissenschaftlich gesicherte Erkenntnisse zum Einfluss der Ernährung auf die Krebsentstehung. Demnach scheint durch Ernährungsoptimierung bzw. Ernährungsumstellung eine sinnvolle Vorbeugung hinsichtlich bestimmter Krebserkrankungen möglich zu sein. Dass zwischen Ernährung und Krebserkrankungen ein Zusammenhang besteht, wird bereits seit Jahrtausenden überliefert. Der World Cancer Research Fund (WCRF), eine Organisation, die sich ausschließlich der Krebsprävention durch Ernährung und gesunde Lebensweise widmet, bestätigt in seinem

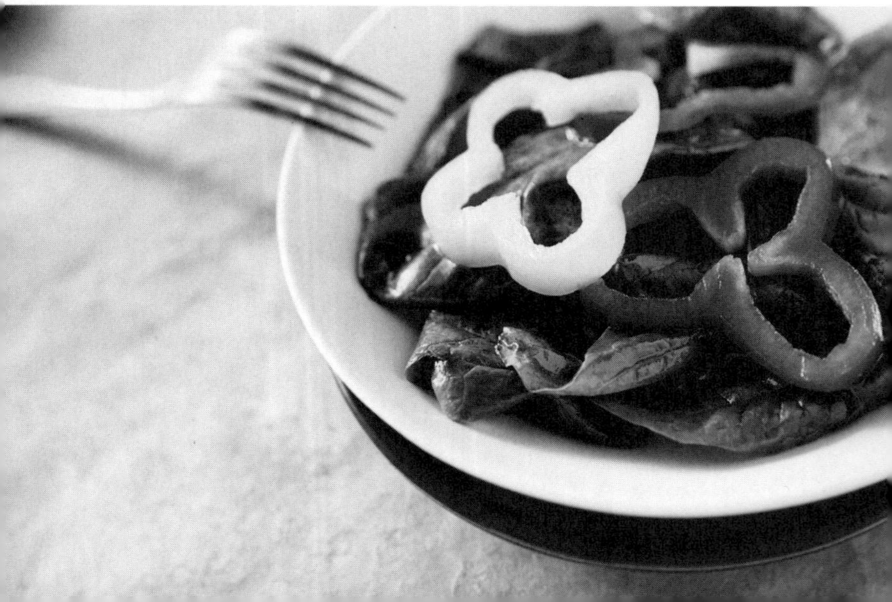

umfassenden Bericht die Ergebnisse früherer Schätzungen: Etwa ein Drittel aller Krebserkrankungen sind durch Ernährungsfaktoren bedingt und damit durch eine Veränderung der Ernährung vermeidbar. Für einige Krebsarten können verschiedene Nahrungsbestandteile bzw. Ernährungsgewohnheiten benannt werden, die deren Entstehung fördern. Hierzu gehören:

- bei Brustkrebs und Prostatakrebs fettreiche Nahrung und Übergewicht;
- bei Bauchspeicheldrüsenkrebs übermäßiger Fett-, Fleisch- und Alkoholverzehr;
- bei Dickdarmkrebs hoher Fett-, niedriger Faseranteil in der Nahrung, rotes/rohes Fleisch.

Alle verfügbaren Untersuchungen deuten darauf hin, dass nicht ausgewogene Ernährung (u.a. zu wenig Obst, Gemüse, Getreide, Ballaststoffe) bzw. übermäßige Ernährung (u.a. zu viel tierisches Fett und Fleisch sowie Alkohol) wesentliche Ursachen für die Förderung von Krebserkrankungen darstellen.

Eine umfassende Broschüre Krebsprävention durch Ernährung vom Deutschen Institut für Ernährungsforschung beruht auf der aktuellen Datenlage und ist mit Blick auf die Bedingungen in Deutschland erarbeitet worden.

Sie steht im Internet auf der Seite des Institutes www.dife.de kostenlos zur Verfügung.

Die Einhaltung der Empfehlungen garantiert zwar keinen definitiven Schutz vor Krebs, aber reduziert die durchschnittliche Erkrankungshäufigkeit. Umgekehrt ist selbst bei gröbsten Verstößen eine Krebserkrankung nicht mit Sicherheit vorauszusagen. Denn: Das Entstehen einer Krebserkrankung ist ein komplexes Geschehen, das von einer Vielzahl von Faktoren abhängt.

Risikofördernde und risikosenkende Ernährungsfaktoren

Für viele Bestandteile unserer Ernährung konnte wissenschaftlich nachgewiesen werden, dass sie das Risiko, an Krebs zu erkranken, senken oder fördern können. Die nachfolgende Tabelle gibt einen Überblick über die Bewertung von Zusammenhängen zwischen bestimmten Ernährungsfaktoren und einzelnen Krebserkrankungen.

Risikofördernd: viel Fett

Fett ist ein hinsichtlich der Krebsentstehung, aber auch der möglichen Krebsvorbeugung wichtiger Nahrungsbaustein. Die durchschnittliche Fettzufuhr beträgt in Deutschland derzeit ca. 100 g/Tag und liegt deutlich über den Empfehlungen der Fachgesellschaften (ca. 60–80 g/Tag, je nach Energiebedarf). Neben den mit der Nahrung als erkennbares Fett aufgenommenen Lebensmitteln (z.B. Speck, Öle, Streichfette wie Butter, Schmalz) tragen insbesondere die »versteckten Fette« (z.B. in Fleisch, Wurst, Gebäck, Kartoffelchips, Pommes frites) zur übermäßig hohen Fettaufnahme bei. Die »versteckten Fette« sind in die Berechnung der Gesamtfettmenge mit einzubeziehen, denn sie können für vereinzelte Lebensmittel beträchtlich sein (Wurst bis zu 50 g/100 g; Käse bis zu 35 g/100 g; Nüsse bis zu 70 g/100 g). Um diesen Anteil möglichst niedrig zu halten, sind fettarme Nahrungsmittel bzw. fettsparende Zubereitungsformen empfehlenswert. Insgesamt sollte der Gesamtfettverzehr ca. 60–80 g/Tag betragen, in Abhängigkeit vom Bedarf ca. 30–35% des Gesamtenergiebedarfes. Aus Sicht einer gesunden Ernährung sind insbesondere naturbelassene pflanzliche Fette empfehlenswert, z.B. kaltgepresste (unraffinierte) Öle, wie beispielsweise Olivenöl, Distelöl, Weizenkeimöl, die reich an mehrfach ungesättigten Fettsäuren sind. Verzichtet werden sollte auf die meisten Fette tierischen Ursprungs (Schwein, Rind, Lamm).

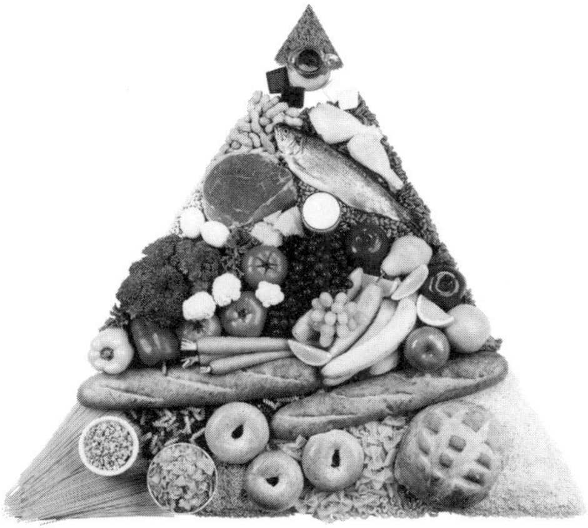

Achten Sie auf »versteckte Fette« auch in Lebensmitteln, bei denen man Fette nicht unbedingt vermuten würde (siehe Tabelle)!

Risikosenkende und risikofördernde Faktoren bei Krebs

Krebsart	Förderung durch	Hemmung durch
Brustkrebs	Alkohol, tierisches Fett	Obst, Vitamine A, C, E, Selen, Olivenöl
Prostatakrebs	Fett	Gemüse, Selen, Vitamin E
Lungenkrebs	Tabak	Selen, Vitamine A, C, E, Carotinoide
Dickdarmkrebs	Fett, Fleisch	Ballaststoffe, Kalzium, Selen, Folsäure, Vitamin C
Magenkrebs	Kochsalz, Nitrat, Nitrit, das Bakterium Helicobacter pylori	Selen, Vitamine A, C, E, β-Carotin
Bauchspeicheldrüsenkrebs	Fett, Fleisch, Alkohol, Tabak	Gemüse, Obst, Selen, Vitamin E
Harnblasenkrebs	Tabak, Kaffee	β-Carotin, Vitamine A, C, E, Selen
Eierstockkrebs	Fett, Fleisch	Obst, Gemüse, Selen
Speiseröhrenkrebs	Tabak, Alkohol	Obst, Gemüse, β-Carotin, Zink, Vitamin A, C

info

So gesund ist Olivenöl

Der mediterranen Ernährung mit reichlich Obst, Gemüse und vor allem auch Olivenöl werden vorbeugende Effekte (u. a. gegen Herz-Kreislauf-Erkrankungen; Krebs) nachgesagt. Bislang konnte nicht eindeutig gezeigt werden, welche Bestandteile des Olivenöls die positiven Wirkungen hervorrufen. Eine aktuelle Untersuchung zeigte, dass Ölsäure (eine einfach ungesättigte Fettsäure und Hauptbestandteil von Olivenöl) ein Gen hemmen kann, das zur Entstehung und Wachstum von Brustkrebs beiträgt. Weitere Untersuchungen zeigten, dass Ölsäure die Wirksamkeit eines Medikamentes steigern kann, das dieses Brustkrebs-Gen hemmt.
Bewertung: Diese Untersuchungen sind viel versprechend, müssen aber in weiteren Studien bestätigt werden, ehe Olivenöl als Schutz vor Brustkrebs empfohlen werden kann. Neben Ölsäure enthält Olivenöl Antioxidanzien (u. a. Vitamin A, E; Chlorophyll) und Magnesium und kann als Bestandteil einer gesunden Ernährung unbedingt empfohlen werden.

Die Rolle von Schadstoffen

Lebensmittel ohne Schadstoffe gibt es heutzutage fast nicht mehr. Deshalb ist es wichtig, die Risiken so weit wie möglich zu reduzieren. Krebserregende Substanzen kommen natürlicherweise u.a. in Lebensmitteln vor, oder sie entstehen durch deren Verarbeitung, Lagerung oder Konservierung. Für die in der Öffentlichkeit vorherrschende Meinung, dass bestimmte Lebensmittelzusätze bzw.

Schadstoffe in Lebensmitteln (wie z.B. Acrylamid, Nitrat, Nitrit) hauptsächlich für die Entstehung von Krebserkrankungen verantwortlich sind, gibt es keine zwingenden wissenschaftlichen Beweise. Vermutlich spielen diese Substanzen eine untergeordnete (aber dennoch ernst zu nehmende) Rolle im Vergleich zu anderen Ernährungsfaktoren, wie z.B. Alkohol.

Fettgehalt einzelner Lebensmittel

Lebensmittel	Fettgehalt in g/100 g
Brot	2g
Croissant	26 g
fettarmer Frischkäse	9 g
Doppelrahm-Frischkäse	31 g
Fruchteis	2 g
Sahneeis	21 g
Kartoffeln	0 g
Kartoffelchips	40 g
Sülze	5 g
Salami	50 g
Quark	5 g
Mascarpone	48 g

info

Die Hauptverdächtigen: Alkohol, Fleisch, Übergewicht und zu wenig Bewegung

Alkohol konnte definitiv als Risikofaktor für die Entstehung von Krebserkrankungen der Speiseröhre, der Mundhöhle, des Rachens und des Kehlkopfes nachgewiesen werden. Für die Entstehung anderer Krebsarten, z. B. Brustkrebs, Dickdarmkrebs und Bauchspeicheldrüsenkrebs wird Alkohol als ernst zu nehmender Risikofaktor betrachtet.
Ferner konnte in mehreren wissenschaftlich fundierten Studien der hohe Verzehr von rotem Fleisch (Fleisch von Rind, Schaf, Schwein), tierischen Fetten und Eiweißen, verbunden mit einem geringen Verzehr von Ballaststoffen, als Risikofaktor für bestimmte Krebserkrankungen (u. a. Dickdarmkrebs) aufgezeigt werden. Ein Zusammenhang zwischen ernährungsbedingtem Übergewicht, hervorgerufen durch ein Übermaß an kalorienreichen Nahrungsmitteln (z. B. Zucker; tierischen Fetten und Eiweißen) und Getränken (z. B. Alkohol, zuckerhaltigen Limonaden bzw. Fruchtsäften; Milch), Bewegungsmangel und erhöhtem Risiko für bestimmte Krebserkrankungen wird seit langem beobachtet. Möglicherweise ist dies auf einen Anstieg von ernährungsabhängigen Hormonen (z. B. Insulin, Östrogen) zurückzuführen, die u. a. auch als Wachstumsfaktoren bekannt sind (mehr Info: www.dife.de).

DIE EMPFEHLUNGEN ZUR GESUNDEN ERNÄHRUNG

Obwohl es keine Ernährungsform gibt, die Krebs mit Sicherheit verhindern kann und obwohl die wissenschaftlich gesicherte Beweislage zu den Zusammenhängen von Ernährung und Krebs noch viele Lücken aufweist, lassen sich doch Ernährungsempfehlungen aufstellen, die das Risiko für eine Krebserkrankung zumindest senken. Dass eine gemüse- und obstreiche Ernährung gesund ist, gehört inzwischen zum Allgemeinwissen. Welche Mechanismen diesen Effekten zugrunde liegen, ist immer noch Gegenstand der Forschung. Die krebsvorbeugende Wirkung von Obst und Gemüse scheint nicht auf einzelne Inhaltsstoffe zurückführbar zu sein. Vielmehr kommt der Beeinflussung des Erkrankungsrisikos für Krebs und andere chronische Erkrankungen eher

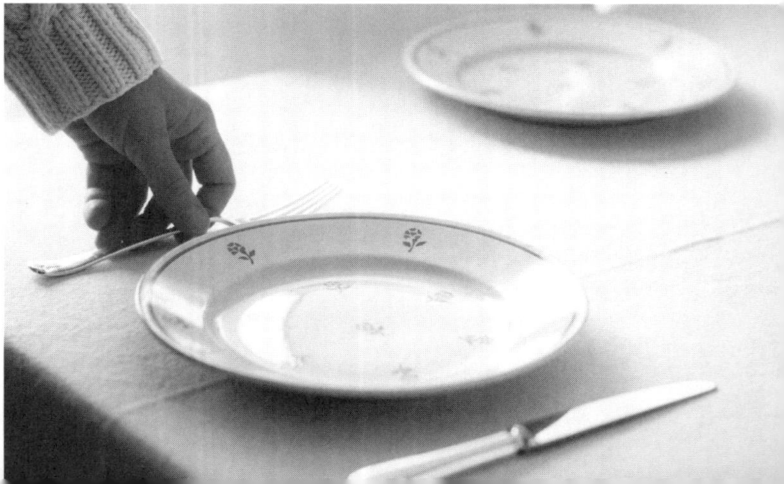

dem Ernährungsmuster, d. h. der Nahrungsmittelauswahl, -zubereitung und -menge eine tragende Bedeutung zu.

Als Schutzfaktoren hinsichtlich der Krebsentstehung werden eine Reihe von Substanzen diskutiert, die natürlicherweise in Nahrungsmitteln vorkommen. Zu diesen gehören u. a. β-Carotin, die Vitamine A, C, E und Folsäure, die Spurenelemente Selen und Zink, Ballaststoffe sowie bestimmte sekundäre Pflanzenstoffe, z. B. Farb- und Aromastoffe. Viele dieser Substanzen sind so genannte Antioxidanzien.

Erste Untersuchungen lassen vermuten, dass sich die mit den einzelnen Nahrungsbestandteilen zu erzielenden Effekte addieren bzw. beeinflussen und somit das Krebsrisiko bestimmen. Welches allerdings die relevanten Wirkmechanismen beim Menschen sind, ist bislang nicht eindeutig geklärt.

Schutzstoffe Antioxidanzien

Antioxidanzien sind Substanzen, die unsere Körperzellen vor schädigenden Substanzen, den so genannten »freien Radikalen« schützen oder deren Entstehung hemmen. Freie Radikale können durch ihre schädigende Wirkung die Entwicklung von Krebs begünstigen. Zu den schützenden Antioxidanzien gehören u.a.:

- Vitamine, z. B. A, C, E
- sekundäre Pflanzenstoffe, z. B. Lycopin, β-Carotin,
- Spurenelemente, z.B. Selen, Zink und
- Enzyme, z.B. Glutathionperoxidase, Katalase

info

Freie Radikale

Freie Radikale sind kurzlebige, »hochreaktive« Sauerstoffverbindungen. Aus physikalischer Sicht fehlt freien Radikalen ein Elektron. Um wieder stabil zu werden, entreißen sie daher anderen Molekülen ein Elektron. Bei diesem Vorgang werden lebenswichtige Moleküle im Körper in ihren Strukturen verändert bzw. zerstört, insbesondere die Erbsubstanz und Zellmembranen. Die geschädigten Gewebe werden durch den Elektronenverlust ihrerseits zu freien Radikalen. Es entsteht eine so genannte Kettenreaktion (oxidativer Stress), die sich ungebremst fortsetzt und durch Schäden an der Erbsubstanz u. a. Krebsentstehung und Krebswachstum fördern kann.
Wichtige Faktoren, die zur Entstehung von freien Radikalen beitragen und somit das Krebsrisiko erhöhen, sind u. a.

- **Rauch:** Umwelt- oder Luftverschmutzung durch Industrie- und Autoabgase; Zigarren, Zigaretten
- **Strahlen:** elektromagnetische Strahlen (TV, Computer, Mobiltelefon), UV-, ionisierende, Röntgenstrahlen
- **Giftstoffe:** Chemikalien, Farbstoffe, Konservierungsmittel
- **Nahrungs- und Genussmittel:** Alkohol, Nikotin, Drogen, übermäßiger Verzehr von Fleisch und Fett, verdorbene Lebensmittel (durch Schimmelpilze, Bakterien, Viren)
- **Medikamente:** (z. B. Zytostatika, Antibiotika),
- **entzündliche Erkrankungen:** chronische Entzündungen
- **Stress**
- **Leistungssport**

- **Stoffwechselstörungen:** Diabetes mellitus, Gicht
- **Autoimmunerkrankungen:** Rheuma, Darmentzündungen

Die DGE (Deutsche Gesellschaft für Ernährung) hat für die Vorbeugung von Krebserkrankungen bei gesunden Erwachsenen im Jahr 2000 nachfolgende Richtwerte für Antioxidanzien im Blut benannt (die Angaben beziehen sich auf die Konzentration der genannten Substanzen im Blutplasma):

Vitamin E	> 30 Mikromol pro Liter
Vitamin C	> 50 Mikromol pro Liter
β-Carotin	> 0,4 Mikromol pro Liter
Selen	> 50 Mikrogramm pro Liter

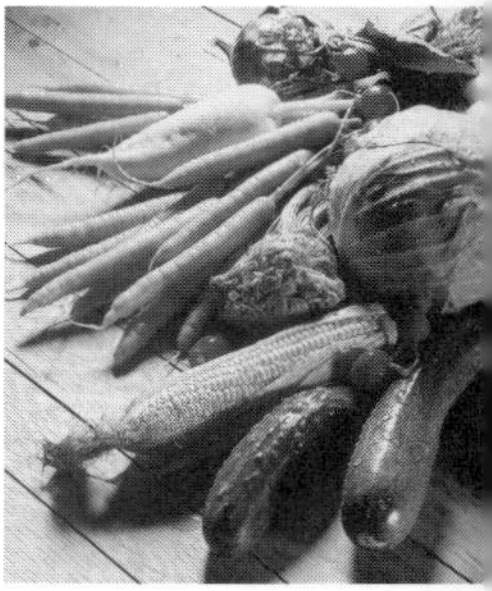

Um diese Blutkonzentrationen zu erreichen, sind die tägliche Zufuhr von ca. 75–150 mg Vitamin C, 12–15 mg Vitamin E, und 2–4 mg β-Carotin mit der Nahrung notwendig. Nach Meinung internationaler Fachgesellschaften (u.a. DGE; International Society for Nutrition and Cancer) werden diese, d.h. ausreichende Vitamin- und Antioxidanzien-Mengen, durch eine ausgewogene Ernährung aufgenommen. Die Tabelle (S. 40) enthält eine Zusammenstellung der wichtigen Nahrungsbestandteile und welche Lebensmittel einen hohen Gehalt dieser Vitalstoffe aufweist.

Ausgewählte lebensnotwendige Mikronährstoffe und deren Quellen

Mikronährstoffe	Empfehlung für Gesunde pro Tag	Quellen
Vitamin A	0,8–1 mg	Leber, Eier Milchprodukte
Vitamin C	100 mg	Zitrusfrüchte, Kiwi, Paprika, Zwiebel
Vitamin E	12–15 mg	Oliven, Nüsse, Weizenkeimöl
Vitamin D	5 µg*	Seefisch, Leber
β-Carotin	2–4 mg	rote und gelbe Obst-/Gemüsearten
Vitamin B6	1,2–1,5 mg	Fleisch, Hülsenfrüchte, Gemüse
Vitamin B12	3 µg	Fleisch, Milchprodukte, Eier
Folsäure	400 µg	Fleisch, Spinat, Milch, Weizenkeime
Biotin	30–60 µg	Leber, Eigelb, Nüsse
Kalzium	1000 mg	Milchprodukte, Haferflocken, Brokkoli
Zink	7–10 mg	Fleisch, Milchprodukte, Schalentiere
Selen	30–70 µg	Fleisch, Fisch, Hülsenfrüchte, Spargel, (Para)Nüsse

*µg: Mikrogramm = ein Millionstel Gramm

Wann brauche ich zusätzlich Vitamine und Antioxidanzien?

Üblicherweise nimmt man mit einer ausgewogenen Ernährung alle erforderlichen Nährstoffe auf. In bestimmten Fällen (z. B. bei ausgeprägten Nahrungsmittelallergien bzw. -unverträglichkeiten; bei gestörter Aufnahme aufgrund Erkrankungen des Magen-Darm-Traktes; bei Mangelversorgung durch unangemessene Ernährungsgewohnheiten) kann eine zusätzliche Gabe (Supplementierung) von Antioxidanzien und Vitaminen angezeigt sein. Dies sollte aber keinesfalls als Ausgleich einer ungesunden Ernährungs- bzw. Lebensweise erfolgen. Um eine entsprechende Zufuhr an antioxidativen Vitaminen zu gewährleisten, empfehlen internationale Fachgesellschaften, täglich fünfmal Obst und/oder Gemüse zu verzehren.

Leitsubstanzen zur Orientierung

Mit der täglichen Aufnahme von Lebensmitteln soll insbesondere der Grundbedarf an Vitaminen, Spurenelementen und Ballaststoffen gedeckt werden. Obgleich es in vielen Ratgebern zur gesunden Ernährung Tabellen mit dem Gehalt an Vitaminen, Spurenelementen und Ballaststoffen (meist pro 100 Gramm der entsprechenden Lebensmittel) gibt, wird deren Wert heutzutage kontrovers diskutiert. Der tatsächliche Gehalt der Lebensmittel an substanziellen Substanzen ist fraglich. Hier sei nur erwähnt, dass neue Pflanzenzüchtungen mit veränderter Erbanlage, Treibhauszüchtung, Umwelt- und Ackerbodenschäden sowie die kultur- und zeitgemäße Verarbeitung der Lebensmittel einen großen Einfluss auf den Gehalt an Vitaminen, Spurenelementen und

Ballaststoffen haben. Daher scheint es sinnvoll, die Grundversorgung mit Vitaminen und Spurenelementen nicht mehr ausschließlich nach Mengenangaben zu richten, sondern vielmehr nach Leitsubstanzen (= Lebensmittel, in denen bestimmte Vitamine und Spurenelemente besonders reichhaltig vorkommen), siehe Tabelle.

Leitsubstanzen

Leitsubstanz	empfohlene Zufuhr	notwendige Lebensmittel
Selen	50–100 µg/Tag	250 g Vollkornprodukte/Tag oder 1 Paranuss/Tag oder regelmäßig Fisch
Vitamin C	75–100 mg/Tag	250 g Obst oder Gemüse/Tag 200 ml frisch gepresster Obstsaft/Tag
Vitamin E	10–20 mg/Tag	ca. 10 g Keimöl/Tag oder ca. 20 g Nüsse/Tag
β-Carotin	2–4 mg	ca. 250 g Obst oder Gemüse/Tag oder ca. 400 ml Obst-/Gemüsesaft

tipp

Eine Paranuss pro Tag deckt den erforderlichen Selenbedarf!

achtung **Selen muss sein!**

Selenmangel wird bei verschiedenen Krebsarten (z. B. Speiseröhren-, Prostata-, Magenkrebs) als möglicher Risikofaktor diskutiert. Daher sollten **selenhaltige Nahrungsmittel** (z. B. **Fisch; Fleisch; Vollkorn**) bzw. selenreiche Nahrungsmittel (z. B. **Paranüsse**) zum Speiseplan gehören. Die prophylaktische Einnahme selenhaltiger Nahrungsergänzungen ist bei entsprechender Ernährung nicht angezeigt!

Viel Obst und Gemüse

In Deutschland wurde von der DGE das Konzept **Fünf am Tag** zur Förderung des Obst- und Gemüseverzehrs entwickelt. Demnach sollen fünfmal am Tag **Obst oder Gemüse** gegessen werden. Als einfache Grundlage für die Bemessung der Menge je Portion gilt: **was in eine Hand passt.** Eine Gabe pro Tag kann durch Frucht- bzw. Gemüsesäfte (0,2 l) ersetzt werden.

Die wesentlichen Argumente für eine Aufnahme an antioxidativen Vitaminen über gesunde Ernährung und nicht mit Supplementen (Nahrungsergänzungsmitteln) sind:

- hoher Obst- und Gemüseverzehr erleichtert die Umsetzung der Empfehlungen für eine gesunde Ernährung, insbesondere eine Reduktion der Eiweiß-, Fett- und Kochsalzzufuhr.
- hoher Obst- und Gemüseverzehr steigert die Aufnahme von Ballaststoffen, die im Dickdarm weitgehend bakteriell abgebaut werden. Die hierbei entstehenden Stoffwechselprodukte

info **Patientenkommentar**

... Ich habe viele Jahre wenig Rücksicht auf meinen Körper genommen. Überstunden im Arbeitsleben waren die Norm, worunter insbesondere die Ernährung litt (häufige Fast-Food-Mahlzeiten, zu viel Alkohol und fetthaltige Knabbereien, z. B. Kartoffelchips). Als ich vor drei Jahren mit der Diagnose »Brustkrebs« konfrontiert wurde, habe ich bereits während der Therapie (Chemo-/Strahlentherapie) meinen Lebensstil geändert. Auf Anraten einer Ernährungsberaterin nehme ich mir seitdem Zeit für die Zubereitung und Aufnahme schmackhafter Speisen, was zu einer deutlichen Genusssteigerung geführt hat. Ich achte auf eine ausgewogene Ernährung (mit Obst, Gemüse, Getreide, Fisch, Fleisch) und erlaube mir zuweilen auch ohne Reue Kuchen, Pommes frites oder Bratwurst. Insgesamt hat sich mein körperliches Befinden deutlich verbessert. Meine ehemals ständigen Begleiter »Blähungen, Verdauungsprobleme, Magenschmerzen, Übergewichtsprobleme« haben mich glücklicherweise verlassen. Ich bin glücklich!

(u.a. kurzkettige Fettsäuren) hemmen die Entstehung von Dickdarmkrebs.

- Obst und Gemüse enthalten noch weitere bioaktive Substanzen (u.a. andere Carotinoide wie Lycopin, Lutein, Folsäure), die ebenfalls antioxidative und krebshemmende Eigenschaften aufweisen.

Bioaktive Substanzen

Bioaktive Substanzen (z. B. sekundäre Pflanzenstoffe, Ballaststoffe, Substanzen in fermentierten Lebensmitteln) sind gesundheitsfördernde Inhaltsstoffe in Lebensmitteln, die keinen Nährwert im engeren Sinne aufweisen. Entsprechend ihrer (bio)chemischen Struktur lassen sie sich in verschiedene Gruppen einteilen (siehe Tabelle).

Nach heutigem Kenntnisstand scheinen vor allem die Vielfalt und die Kombination der aufgenommenen bioaktiven Substanzen einen vorbeugenden Schutz zu gewährleisten. Dies unterstützt die generelle Empfehlung zu obst- und gemüsereicher Ernährung (Fünf am Tag).

Die Zufuhr bioaktiver Substanzen durch Nahrungsergänzung sollte jedoch zur Vermeidung negativer Auswirkungen abgelehnt werden, bis Daten zur Qualität, Unbedenklichkeit und Wirksamkeit der Produkte vorliegen.

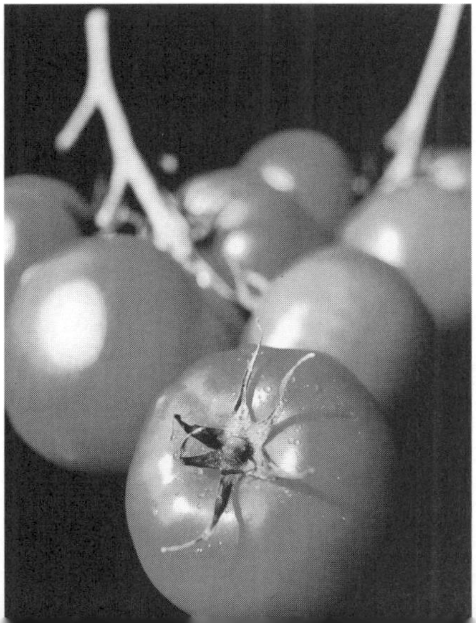

Bioaktive Substanzen (Auswahl möglicher Wirkungen; nach Watzl 1999)

Sekundäre Pflanzenstoffe	krebs-hemmend	antioxidativ	abwehr-steigernd
Carotinoide	+	+	+
Phytosterine	+		
Saponine	+		+
Flavonoide	+	+	+
Phytoöstrogene	+	+	
Glucosinolate	+		
Phenolsäuren	+	+	
Proteaseinhibitoren	+	+	
Sulfide	+	+	+
Phytinsäuren	+	+	+
Ballaststoffe	+		+
Substanzen in fermentierten Lebensmitteln	+		

Tipps zur Versorgung mit bioaktiven Substanzen

Hier haben wir Ihnen Tipps zusammengestellt, wie Sie Ihren Verzehr an wichtigen bioaktiven Substanzen erhöhen können.

- **Ballaststoffe** (enthalten u. a. in Vollkornprodukten, Obst, Gemüse, Hülsenfrüchten, Kartoffeln)
  Essen Sie täglich Vollkornprodukte, z. B. Vollkornbrot, Vollkornreis, Vollkornnudeln sowie Obst, Gemüse.
  Wählen Sie Obst und Gemüse nach dem heimischen und jah-

info

Lycopin ist wirksam!

Der **rote Farbstoff der Tomate** (= Lycopin ist ein sekundärer Pflanzenstoff und gehört zu den Carotinoiden) ist ein starkes Antioxidans. Er ist enthalten in frischen Tomaten, Tomatensaft, Tomatenketchup (Achtung: zuckerhaltig!) und Tomatenmark und wird durch Erhitzen bzw. Kochen nicht unwirksam. Lycopin ist prophylaktisch wirksam gegen Zellentartung (Krebsentstehung). Eine Studie hat den Effekt von lycopin- bzw. tomatenreicher Ernährung zur Vorbeugung von Prostatakrebs bewiesen! Vorbeugende Effekte von Lycopin werden auch hinsichtlich Brust- und Lungenkrebs vermutet.
Die Vermutung, dass Nachtschattengewächse (z. B. Tomaten) krebserregend sind, ist wissenschaftlich nicht nachgewiesen und beruht auf nicht haltbaren, mehr als hundert Jahre alten Überlieferungen!

reszeitlichen Angebot, damit Sie es unbesorgt mit Schale essen können.
Achtung: Obst, Gemüse, Getreideprodukte, Nüsse aus fernen Ländern sind oft intensiv mit Schutzmitteln gegen Fäulnis, Schimmel und Parasiten (Ungeziefer) behandelt, die an der Schale haften. Obst und Gemüse immer gründlich waschen, am besten mit einer Bürste und mit einem Tuch abreiben!
Trinken Sie bei Verzehr isolierter Ballaststoffe (Kleie oder Leinsamen) pro Esslöffel mindestens zwei Gläser (je 0,2 l) Flüssigkeit! Ansonsten kann es zu Verstopfungen kommen!

- **Carotinoide** (enthalten u. a. in roten, gelben und grünen Obst- und Gemüsesorten)
  Carotinoide werden vom Körper am besten in gekochter und pürierter Form aufgenommen, z. B. als Tomatenmark, Tomatensaft, Tomatensoße, Möhrensuppe.
  Achtung: Tomatenketchup enthält oft große Mengen Zucker (kalorienreich!) und ist daher nur in kleinen Mengen empfehlenswert!
  Carotinoide sind fettlösliche sekundäre Pflanzenstoffe (Farbstoffe) und werden im Magen-Darm-Trakt am besten aufgenommen, wenn ein wenig Öl hinzugegeben wird.
  Daher: immer ein paar Tropfen Öl (Olivenöl, Rapsöl) in die carotinoidhaltigen Produkte!

- **Flavonoide** (enthalten u. a. in Schalen von rotem, blauem und violettem Obst, Gemüse und Tee, insbesondere grünem Tee)
  Obst und Gemüse möglichst nicht schälen, da sich Flavonoide überwiegend in den Randschichten befinden und verloren gehen könnten.
  Bei Zitrusfrüchten (Apfelsinen, Pampelmusen) die weiße Haut nicht ganz entfernen! Sie ist besonders flavonoidhaltig.
  Obst und Gemüse in der Jahreszeit essen, wenn es geerntet wird. Der Flavonoidgehalt ist dann am höchsten. Lagerung führt immer zum Verlust von Flavonoiden!

- **Grüner Tee**
  Für die Ernährungswissenschaft ist grüner Tee aufgrund seiner Inhaltsstoffe (u. a. Flavonoide, Catechine, Vitamin C, Vita-

tipp

Flavonoidreiche Getränke sind grüner Tee und Rooibos-Tee.

min E), die vielfältige positive Wirkungen ausüben können (u. a. antioxidativ, immunmodulierend, krebshemmend, antimikrobiell), seit Jahren eine hochinteressante Substanz. Wissenschaftlich fundierte experimentelle Untersuchungen deuten auf entsprechende Wirkungen des nativen Teegetränks sowie durch Grüntee-Extrakte hin. Interessante Hinweise auf den gesundheitserhaltenden Wert kommen aus Südostasien, wo überwiegend grüner Tee getrunken wird und wo bestimmte Krebserkrankungen (z. B. Darm- oder Hautkrebs) seltener auftreten als in Europa. Daraus wurde schließlich gefolgert, dass grüner Tee (bzw. die erwähnten Inhaltsstoffe) die Bildung und das Wachstum von Krebszellen hemmen kann.

Da Krebsentstehung und Krebswachstum in der Regel von mehr als einem Faktor abhängen (u. a. Ernährungsgewohnheiten, Bewegungsmangel und anderen »Life-Style«-Faktoren, seelische Balance, Umweltfaktoren, Erbanlagen), sind angemessene Untersuchungen zum Nachweis des krebshemmenden Effekts von grünem Tee notwendig.

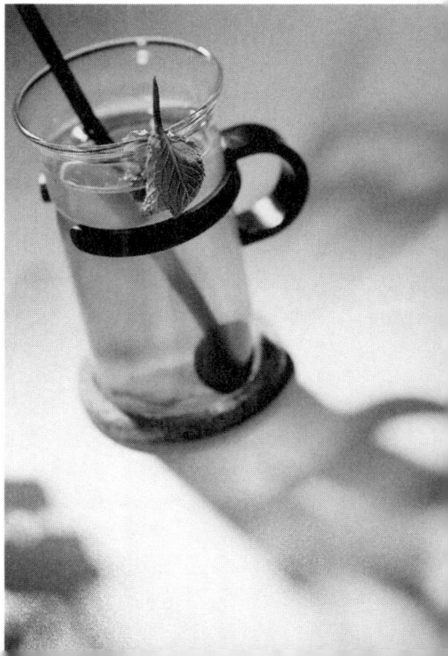

Grüner Tee ist als Getränk allerdings absolut empfehlenswert, er wirkt belebend und steigert die Konzentrationsfähigkeit.

Grüner Tee stammt aus einem anderen Kulturkreis und wird zuweilen direkt aus südostasiatischen Ländern importiert, die andere Qualitätsstandards haben als Deutschland bzw. Westeuropa. Viele Teeimporte sind mit Pestiziden belastet. Achten Sie daher auf Teesorten, deren Pestizid- und Umweltgiftfreiheit zertifiziert sind!

- **Rooibos-Tee**
  Der aus Südafrika stammende Rooibos-Tee enthält eine Vielzahl an lebenswichtigen Vitaminen, Spurenelementen und sekundären Pflanzenstoffen (u. a. Flavonoide) und ist ein traditionelles Mittel der lokalen Volksmedizin. Dem Tee werden u. a. antidepressive, immunaktivierende, antioxidative und krebshemmende Eigenschaften angedichtet. Er wird daher zuweilen als »wertvolles Nahrungsmittel zur Vorbeugung von Krebs« so-

achtung

Phytoöstrogenhaltige Nahrungsergänzungen bzw. Phytoöstrogenextrakte sind insbesondere für Patientinnen, die wegen eines hormonrezeptorpositiven Brustkrebses behandelt wurden, nicht angezeigt, weil deren Unbedenklichkeit (= fehlender Einfluss auf das Wachstum von hormonabhängigen Brustkrebszellen) bislang nicht belegt ist.

wie als »brauchbarer Zusatz in der Krebstherapie« angepriesen. Alle erwähnten Behauptungen sind wissenschaftlich nicht haltbar. Auch die derzeitige Werbekampagne, dass Rooibos-Tee ein Mittel zum Stopp von Alterungsprozessen sein soll, bedarf der Bestätigung.
Rooibos-Tee ist allerdings als Getränk empfehlenswert. Da aber auch er einem anderen Kulturkreis entstammt, gelten hier ebenfalls die bereits erwähnten Vorsichtsmaßnahmen.

- **Glucosinolate** (enthalten u. a. in Rettich, Radieschen, Kohl, Kohlrabi)
  Werden am besten aufgenommen, wenn das Gewebe der Pflanzen durch Raspeln, Hacken, Reiben bzw. durch intensives Kauen zerstört wird.
  Sind hitzeempfindlich, daher sollten Glucosinolate enthaltende Pflanzen möglichst oft und möglichst roh verzehrt werden.

- **Phytoöstrogene** (enthalten u. a. in Soja, Leinsamen, Vollkorn)
  Essen Sie regelmäßig Vollkornprodukte.
  Leinsamen kann viele Nahrungsmittel im Geschmack verfeinern, z. B. Salate, Joghurt, Brot. Geschroteter Leinsamen ist übrigens besser verträglich und wird besser bzw. vollständiger aufgenommen als Leinsamenkörner!
  Probieren Sie Sojaprodukte und nehmen Sie diese in Ihren Ernährungsplan auf. Reformhäuser und Supermärkte bieten eine große Auswahl an Sojaprodukten an, z. B. Sojabohnen, Sojamilch, Sojaflocken sowie Tofu in vielen herzhaften und süßen Variationen.

- **Phytosterine** (enthalten u. a. in Sonnenblumenkernen, Nüssen) Sonnenblumenkerne und Nüsse sind als gesunde Alternativen zu fett- und kalorienreichen Knuspereien, z. B. Kartoffelchips, Erdnussflips usw. empfehlenswert.
  Sonnenblumenkerne und Nüsse verfeinern den Geschmack von Müsli, Joghurt oder Salaten.

  Nüsse und Kerne (z. B. von Sonnenblumen, Kürbis) in kleinen Mengen kaufen und dunkel und kühl lagern, da sie ansonsten schnell schimmeln und ranzig werden.

- **Protease-Inhibitoren** (enthalten u. a. in Sojabohnen und anderen Hülsenfrüchten und Getreide)
  Regelmäßig Gerichte aus Hülsenfrüchten auf dem Speiseplan decken den Bedarf an Protease-Inhibitoren.
  Soja- oder getreidehaltige Speisen bieten Abwechslung und regen zur Zubereitung von nicht alltäglichen Gerichten an.

- **Saponine** (enthalten u. a. in Hülsenfrüchten, besonders reichlich in Kichererbsen und Sojabohnen)
  Hülsenfrüchte sollten regelmäßig auf dem Speisplan stehen.
  Hülsenfrüchte werden besser verträglich, wenn sie vor der Zubereitung ca. 12 Stunden in Wasser eingeweicht werden.

- **Sulfide** (enthalten u. a. in Lauch, Zwiebeln, Knoblauch) sollten möglichst regelmäßig verzehrt werden.
  Sulfide enthaltende Gemüsesorten möglichst roh essen.

Der oft als unangenehm empfundene Geruch von Knoblauch oder Zwiebeln, insbesondere nach dessen Verzehr, kann durch ein Milchgetränk oder durch Petersilie beseitigt werden.

- **Terpene** (enthalten u. a. in Pfefferminze, Limonen, Kümmel)
  können als Gewürz verwendet werden und Salz ersetzen.
  Sollten in Form von Zitrusfrüchten insbesondere im Winter auf dem Speiseplan stehen.

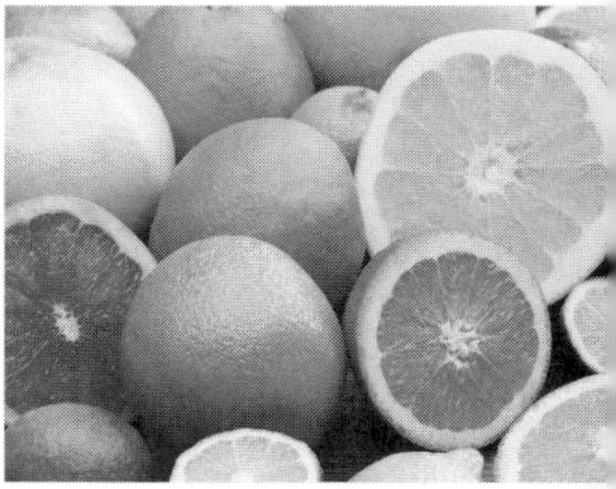

Sekundäre Pflanzenstoffe

Im Gegensatz zu den primären Pflanzenstoffen (z.B. Zucker, Eiweiße, Fette), die am Energiestoffwechsel und am Aufbau der Pflanzen beteiligt sind, kommen die sekundären Pflanzenstoffe in sehr geringen Mengen, aber in großer Vielfalt in Pflanzen vor. Sie haben größtenteils pharmakologische Wirkungen und werden von den Pflanzen u.a. zur Abwehr von Schädlingen und Krankheiten gebildet (Farb- und Aromastoffe) bzw. zur Steuerung des Wachstums. Je nach Anbau und Wachstumsbedingungen, Lagerung und Verarbeitung kann der Gehalt an sekundären Pflanzenstoffen stark schwanken. Über deren Aufnahme und Verstoffwechselung im menschlichen Organismus liegen bisher kaum Daten vor, d.h. eine verlässliche Aussage zu Unbedenklichkeit und Wirksamkeit ist nicht möglich.

info Phytoöstrogene

Phytoöstrogene sind vor allem in ballaststoffreichen Lebensmitteln (Hülsenfrüchte, Getreide) enthalten und werden in zwei **Untergruppen** eingeteilt. Während **Isoflavone** in tropischen Hülsenfrüchten (Sojabohnen und deren Produkte) vorkommen, sind die **Lignane** als Gerüstsubstanz in den Zellwänden vieler Getreidesorten enthalten, insbesondere in Leinsamen. Phytoöstrogene sind dem Geschlechtshormon Östrogen in Aufbau und Wirkung ähnlich, allerdings ist die Wirkung um den Faktor 1000 niedriger. Aufgrund ihrer hormonähnlichen Wirkung wird ihnen eine krebsvorbeugende Aktivität nachgesagt. Diese Annahme beruht auf der Beobachtung, dass asiatische Frauen, die traditionell viele Sojaprodukte essen, seltener an Brustkrebs erkranken als europäische bzw. amerikanische Frauen (asiatische Männer erkranken entsprechend seltener an Prostatakrebs). Daraus wurde schließlich gefolgert, dass eine phytoöstrogenreiche Ernährung (bzw. dass die Einnahme phytoöstrogenhaltiger Nahrungsergänzungsmittel) auch in unserem Kulturkreis eine Brust- und Prostatakrebsprophylaxe möglich mache.

Diese Behauptung ist allerdings in Frage zu stellen, da japanische Frauen, die in die USA oder nach Europa auswandern, die gleiche Brustkrebshäufigkeit zeigen, wie die heimischen Frauen – obwohl die traditionellen Ernährungsgewohnheiten beibehalten wurden. Daraus wird ersichtlich, dass die traditionellen Ernährungsgewohnheiten nicht die alleinige Ursache

der reduzierten Brustkrebshäufigkeit japanischer Frauen sein können. Untersuchungen hinsichtlich kultureller Einflussmöglichkeiten auf die Krebsentstehung sind aktuelle Forschungsprojekte und könnten in Zukunft u. a. für die Vorbeugung von Krebs wichtig werden.
Ernährungswissenschaftlich sind phytoöstrogenhaltige Lebensmittel empfehlenswert, da sie als bioaktive Substanzen wertvoll sind.

Mit ausgewogener, normaler Mischkost werden täglich ca. 1,5 Gramm sekundäre Pflanzenstoffe aufgenommen, denen zahlreiche gesundheitsfördernde (u. a. krebshemmende) Effekte zugeschrieben werden (siehe auch Tabelle auf S. 46).

Ballaststoffe

Neben den sekundären Pflanzenstoffen zählen auch die Ballaststoffe zu den bioaktiven Substanzen. Sie sind die Bestandteile der pflanzlichen Nahrung, die von den körpereigenen Enzymen des Darmes nicht abgebaut werden können. Sie tragen zur normalen Darmfunktion bei, haben Einfluss auf den Fett- und Zuckerstoffwechsel und die Aktivität der physiologischen Darmflora.

Für den schützenden Effekt der Ballaststoffe hinsichtlich Dickdarmkrebs werden als Mechanismen diskutiert:

- Steigerung des Stuhlvolumens
- Bindung von krebserzeugenden Substanzen

- Erhaltung einer gesunden Darmflora
- bakterieller Umbau zu kurzkettigen Fettsäuren
- Säuerung des Darminhaltes durch die kurzkettigen Fettsäuren; dadurch Hemmung der Bildung krebsfördernder Gallensäuren
- Entzug von Ammoniak aus dem Darm; Ammoniak bewirkt eine Abnahme des Säuregehaltes im Dickdarm, was als Risikofaktor für die Krebsentstehung betrachtet wird.

Milchprodukte und fermentierte Lebensmittel

Auch Milchprodukte und fermentierte Lebensmittel haben Inhaltsstoffe, die hinsichtlich einer krebsvorbeugenden Wirkung unbedingt auf die Empfehlungsliste gehören.

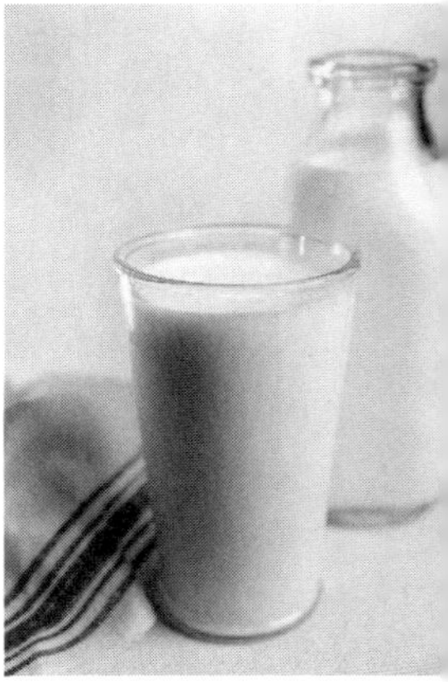

Milch ist ein Naturprodukt und bietet Nährstoffe (u.a. Milchzucker, Milchfett, Milcheiweiß, Vitamine A, C, E, D, B1, B2, Carotin) und Mineralstoffe (Kalzium, Kalium, Phosphor) in optimaler und ausgewogener Zusammensetzung. Milch kann weiterverarbeitet werden zu Käse, Butter, Joghurt, die ebenfalls ernährungsrelevante Bestandteile enthalten.

Befürchtungen hinsichtlich der brustkrebsfördernden Wirkung von Milch bzw. von in der Milch enthaltenen Bestandteilen (z. B. Wachstumsfaktoren, immunologische Botenstoffe) sind **wissenschaftlich nicht haltbar**.

Milch ist ein kalorien- und nährstoffreiches Lebensmittel, das

wissen

Eine norwegische Studie (Int. J. Cancer; 2001) ergab, dass regelmäßiger Milchverzehr (Optimum 3 Gläser je 0,2 l pro Tag; von der Kindheit bis ins Erwachsenenalter) das Risiko von Frauen an Brustkrebs zu erkranken signifikant verringerte.

bei übermäßigem Verzehr Gewichtszunahme bewirken kann, die vermieden werden sollte! Alternative: Auf fettarme Milch umsteigen.

Fermentierte Lebensmittel Bei den in Deutschland üblichen Ernährungsgewohnheiten kommt fermentierten Milchprodukten eine große Bedeutung zu. Fermentierte Lebensmittel (u.a. Joghurt, Sauermilcherzeugnisse, probiotische Milchprodukte, Sauerkraut) entstehen durch Vergärung. Hierfür werden bestimmte Bakterien (Probiotika) den Lebensmitteln zugegeben, die Zucker in Milchsäure umwandeln. Im Verlauf der Fermentation verwandeln sich die Lebensmittel hinsichtlich Geruch, Geschmack und ernährungsphysiologischem Wert. Der Verzehr milchsauer vergorener Nahrungsmittel hat sich in wissenschaftlichen Unter-

tipp

Manche Bioläden haben laktosereduzierte bzw. laktosefreie (Kuh-)milch im Angebot!

info

Bei Laktose- (= Milchzucker) Unverträglichkeit geht die Aufnahme von (Kuh-)milch bzw. nicht fermentierten (Kuh-) milchprodukten, z. B. Käse, mit Krankheitsgefühl, Übelkeit, Bauchschmerzen, Bauchkrämpfen, Blähungen, Durchfall oder Erbrechen einher und sollte vermieden werden. Als gut verträgliche, prophylaktisch wertvolle, geschmacklich aber z. T. gewöhnungsbedürftige Alternative sind Sojamilch bzw. die daraus hergestellten Produkte empfehlenswert (siehe Seite 51).

suchungen als empfehlenswerte Maßnahme herausgestellt, u. a. zur Vorbeugung von chronisch entzündlichen Darmerkrankungen, Erkrankungen des allergischen Formenkreises und Darmkrebs.

Den Produkten zugesetzt werden so genannte probiotische Bakterienstämme, die folgende gesundheitsfördernde Wirkungen aufweisen:

- Aktivierung des in den Schleimhäuten des Magen-Darm-Traktes, des Urogenitaltraktes, der Lunge und Brustdrüse enthaltenen Abwehrsystems,
- Regulierung des Darmmilieus und der Darmtätigkeit,
- Stabilisierung der physiologischen (körpereigenen) Darmflora,
- Vorbeugung vor entzündlichen Darmerkrankungen und Darmkrebs

DAS SOLLTEN SIE MEIDEN

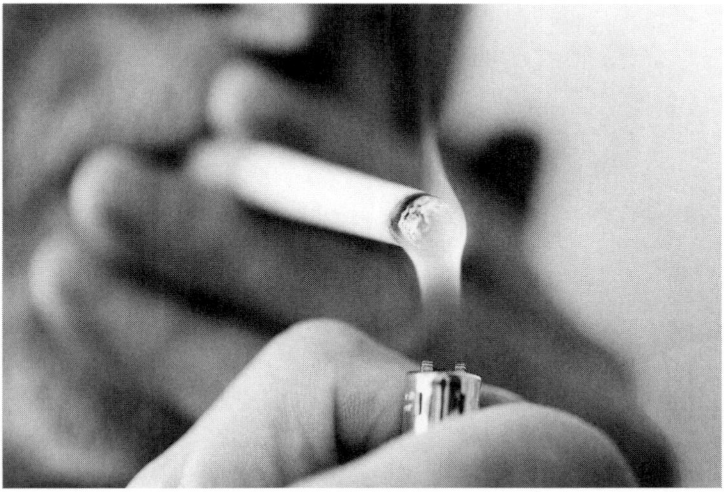

Das Krebsrisiko fördernde bzw. krebserregende Substanzen kommen natürlicherweise in einigen Lebensmitteln vor oder sie entstehen durch deren Verarbeitung, Lagerung oder Konservierung. Diese Lebensmittel oder eine entsprechend krebserregende Zubereitung sollte man besser meiden. Die wichtigsten sind:

- **Alkohol** gilt als erwiesener Risikofaktor bei der Entstehung von Krebsen der Speiseröhre, Mundhöhle, des Rachens und des Kehlkopfes, aber auch als Mitauslöser bei Brust-, Dickdarm- und Bauchspeicheldrüsenkrebs. Die tägliche Höchstgrenze sollte 20 Gramm (Männer) bzw. 10 Gramm (Frauen) nicht überschreiten. Die geringere Höchstgrenze für Frauen liegt daran, dass das weibliche Geschlecht in der Leber weniger des alkoholabbauenden Enzyms »Alkoholdehydrogenase« als Männer produziert. Sie bauen daher Alkohol langsamer ab und reagieren daher empfindlicher auf Alkoholgenuss.

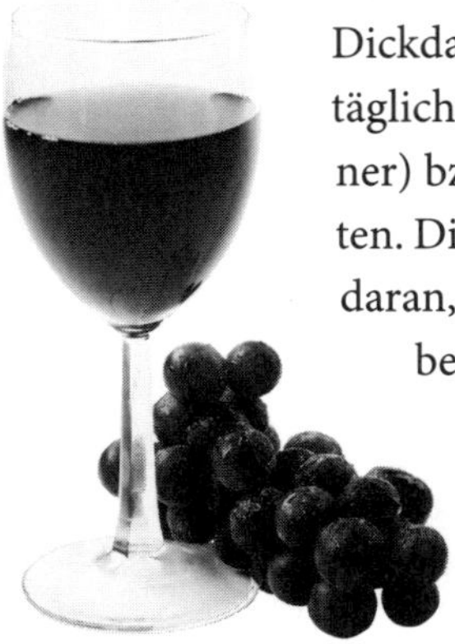

- Bei gleichzeitigem **Tabak**-Konsum (= Risiko für Lungen-, Kopf-/Hals-, Bauchspeicheldrüsen-, Harnblasenkrebs) erhöht sich die gesundheitsgefährdende Wirkung von Alkohol beträchtlich!
- **Tierische Fette** erhöhen das Risiko, an Brust-, Prostata- und Dickdarmkrebs zu erkranken. Vor allem Nahrungsmittel mit hohem Anteil an gesättigten Fettsäuren (z. B. Fleisch und Wurstwaren) sowie **rotes Fleisch** (vom Rind, Schwein, Schaf, Lamm, Wild), verbunden mit geringem Verzehr von Ballaststoffen, erhöhen das Dickdarmkrebsrisiko.
- **Schimmelpilzgifte** (Mykotoxine, z. B. Aflatoxine) entstehen bei unsachgemäßer (feuchtwarmer) Lagerung, u. a. von Lebensmitteln. Vor allem Nüsse, Reis und Getreide können befallen sein. Andere Gifte (Toxine, z. B. Pataulin) kommen in verdorbenem

info

20 Gramm Alkohol sind enthalten in
0,5 Liter Bier
(1 Flasche)
0,25 Liter Wein
0,05 Liter Weinbrand

Obst und Gemüse vor und rufen die so genannte **Braunfäule** hervor.

- **Nitrosamine** werden durch bakterielle Aktivität aus Nitrat (enthalten in Gemüse, z. B. rote Bete, Spinat, Blattsalate, die unter Treibhausbedingungen und starkem Düngen wachsen) gebildet. Auch Trinkwasser kann nitratreich sein, besonders wenn nitrathaltige Düngemittel ins Wasser geraten. Des Weiteren wird Nitrat im Pökelsalz zur Fleischverarbeitung und Haltbarmachung verwendet. Nitrosamine, die im Magen gebildet werden, haben einen entscheidenden Einfluss auf die Entstehung von Magen-

achtung

Schimmelige Lebensmittel (z. B. Brot, Marmelade) sollten nicht mehr gegessen werden. Auch das Entfernen von schimmeligen Stellen reicht nicht aus, da Schimmelpilzgifte schnell in tiefere Schichten eindringen, ohne dass dies von außen sichtbar ist. Schimmelige Lebensmittel daher immer ganz wegwerfen.

krebs. Diese Nitrosamine bilden sich etwa, wenn man nitrathaltige Lebensmittel, wie Schinken, Salami oder auch Spinat zusammen mit aminhaltigen Lebensmitteln, wie etwa Käse zusammen verarbeitet (etwa überbackener Schinken-Toast, Salami-Pizza) oder diese Lebensmittel gemeinsam verzehrt.

- **Polyzyklische aromatische Kohlenwasserstoffe** entstehen beim Erhitzen und Verbrennen von organischen Materialien im Haushalt und im industriellen Bereich. Leitsubstanz ist das **Benzpyren**, das sowohl in pflanzlichen als auch in tierischen Lebensmitteln enthalten ist. Hauptquelle ist der Zigarettenrauch, aber auch die Umweltverschmutzung (Industrie- und Autoabgase) und die Verarbeitung von Lebensmitteln (z. B. Räuchern, Grillen) sind Gefahrenquellen. Benzpyren ist u. a. für Krebse der Atemwege, des Magens, des Dickdarmes und der Harnblase (mit)verantwortlich.

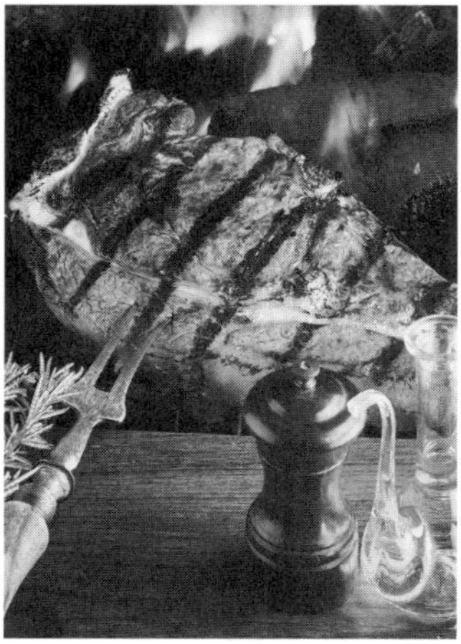

Beim Braten, Räuchern und Grillen von Lebensmitteln fallen große Mengen Benzpyrene an. Daher beim Grillen über offenem Feuer immer darauf achten, dass kein Fett in die Glut tropft und benzpyrenhaltigen Rauch entwickelt. Besser: Grillgut auf Unterlage grillen oder Elektrogrill benutzen!

Gut zu wissen

Ernährungsempfehlungen zur Krebsvorbeugung

Hier kommen noch einmal auf einen Blick die Säulen der gesunden und krebsvorbeugenden Ernährung. Nehmen Sie diese Empfehlungen als Grundlage Ihrer Ernährung – natürlich sind kleine »Ausrutscher« oder Ausnahmen immer drin. Wenn Sie also bei einer sonst gesunden Lebensführung die Lust auf eine Portion Pommes frites mit Mayonnaise überkommt, dann geben Sie dem ruhig mal nach!

Lebensstil

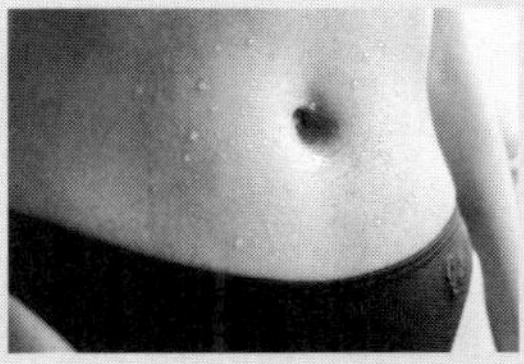

- **Über- und Untergewicht** vermeiden:
- Versuchen Sie, Ihr Idealgewicht zu halten. Ein BMI zwischen 18,5 und 25 gilt als ideal, über 25 beginnt das Übergewicht, über 30 Fettsucht. Die Gewichtszunahme im Laufe des Erwachsenenalters möglichst auf unter 5 kg beschränken.

Lebensmittel

- Täglich 400–500 Gramm (fünf oder mehr Portionen; **Fünf am Tag**) verschiedener **Obst- und Gemüse**sorten verzehren.
- **Täglich** 600–800 Gramm (sieben oder mehr Portionen) an **Getreideprodukten**, Kartoffeln, Hülsenfrüchten **oder ande-**

ren pflanzlichen Lebensmitteln zu sich nehmen. Bevorzugen Sie dabei gering bzw. nicht verarbeitete Produkte!

- Nehmen Sie täglich fermentierte Lebensmittel und Milchprodukte, wie Sauerkraut, Joghurt oder Quark zu sich.
- **Alkohol**konsum ist aus **krebsvorbeugender Sicht nicht empfehlenswert!**
- Geringe Mengen Alkohol (insbesondere an Antioxidanzien reicher Rotwein) haben sich in wissenschaftlichen Untersuchungen als Schutzfaktor für das Herz-Kreislauf-System erwiesen. Sie verhindern u. a. Kalkablagerungen in den Blutgefäßen und tragen somit zu dessen Funktionserhaltung bei. In Maßen genossen, z. B. zur Abrundung eines schönen Tages oder Essens, kann beispielsweise ein Glas Rotwein die Lebensqualität steigern und über das psychische Wohlbefinden gesund erhaltende Glückshormone (ß-Endorphine) freisetzen.
- Achten Sie auf eine **ausreichende Trinkmenge: mindestens 2 Liter pro Tag** kalorienarme Getränke sollten es sein, z. B. Wasser, Tee.
- Den **Fleischverzehr an rotem Fleisch (Rind, Lamm, Schwein) am besten beschränken** auf höchstens dreimal pro Woche je 200 Gramm. Gute Alternativen sind Fisch oder Geflügel!
- Den **Verzehr fetthaltiger Lebensmittel** (z. B. Kartoffelchips, Nusskuchen), insbesondere solche tierischen Ursprungs (Wurst, Käse, Mayonnaise), möglichst **einschränken**; Benutzen Sie vorzugsweise pflanzliche Öle!
- **Stark gesalzene und salzkonservierte Lebensmittel** (einge-

legte Wurst-, Fleisch-, Gemüsearten) sollten Sie meiden! Alternative: Häufiger Kräuter und Gewürze verwenden.

Zubereitung

- Verschimmelte oder **verdorbene Lebensmittel sollten nicht mehr verzehrt werden!**
- Verderbliche Lebensmittel sollten Sie immer im Kühlschrank, einer Tiefkühltruhe oder unter Nutzung anderer geeigneter Konservierungsverfahren, z. B. Einkochen, Einlegen aufbewahren.
- Verbrannte oder **verkohlte Lebensmittel eignen sich nicht mehr zum Verzehr!**
- Über offener Flamme gegrilltes, gepökeltes und geräuchertes Fleisch sollten Sie nur selten verzehren!

Nahrungsergänzungsmittel/Genussmittel

- **Nahrungsergänzungsmittel, z. B. Vitamin-/Spurenelementpräparate, sind in der**
- **Vorbeugung** (Prävention) in aller Regel nicht notwendig. Unkontrollierte Hochdosierungen bzw. bestimmte Inhaltsstoffe (z. B. Eisen) können unter Umständen sogar gesundheitsschädlich und krebsförderlich sein!
- **Tabak sollten Sie in keinerlei Form konsumieren**, da eindeutige Hinweise auf einen engen Zusammenhang mit der Entstehung verschiedener Krebsarten vorliegen! Tabak wird für ca. 30–40 % aller Krebserkrankungen als (mit)verantwortlich betrachtet!

KREBSVORBEUGENDE DIÄTEN: EIN IRRGLAUBE!

Immer wieder empfehlen selbst ernannte Ernährungsexperten so genannte **Krebsdiäten**. Leider kann der Laie in der Regel nur schwer beurteilen, ob eine Ernährungsempfehlung sinnvoll ist oder nicht.

Seien Sie auf jeden Fall besonders kritisch, wenn eine garantierte Vorbeugung oder Heilung der Erkrankung in Aussicht gestellt wird.

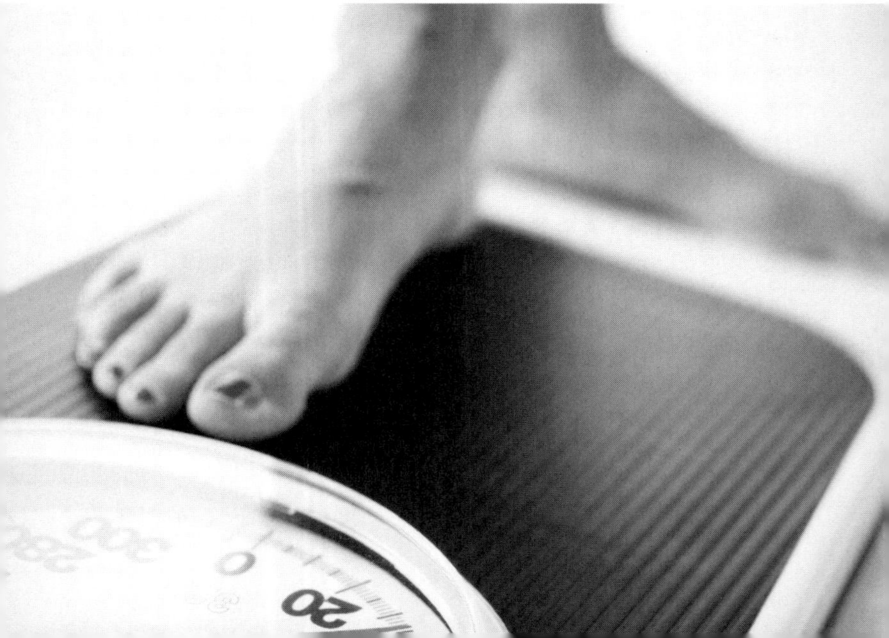

Zuweilen hört man von der Möglichkeit, den Tumor füttern (z. B. mit zuckerhaltigen Nahrungs- oder Genussmitteln) oder aushungern zu können.

Aus wissenschaftlicher Sicht sind beide Ansichten bislang vollkommen unbegründet und können im Falle des vermeintlichen »Aushungerns des Krebses« lebensgefährlich sein. Hierzu ist zu sagen, dass die schnell wachsenden Krebszellen sich ihre notwendigen Nährstoffe auch aus gesunden Zellen holen können und zwar völlig unabhängig von der Ernährung der Betroffenen. Der Einzige, der durch eine derartige Maßnahme schlecht versorgt wird, ist der Körper, nicht der Krebs.

Schlussfolgerung Krebsdiät:

Da man Krebs nicht »aushungern« kann (z. B. durch Saft- oder Flüssigkeitskuren) und nicht »füttern« kann (z. B. durch Zucker, Kuchen, Schokolade, Fleisch, Wurst), ist zur Vorbeugung eine ausgewogene Ernährung empfehlenswert.

Dazu gehören in angemessener Zusammensetzung u. a. Obst, Gemüse, Getreide- und Milchprodukte, Fleisch, Fisch, Öle/Fette, kalorienarme/-freie Flüssigkeiten (mindestens 2 Liter pro Tag) sowie in Maßen auch Süßspeisen (z. B. Kuchen, Schokolade) und alkoholische Getränke (bevorzugt Rotwein, der reich an Antioxidanzien ist und nachweislich Herz-Kreislauf-System und Blutgefäße vor Alterserscheinungen/Kalkablagerung schützen kann).

Erlaubt ist, was die Figur (bei Normalgewicht) verträgt!

Aus wissenschaftlicher Sicht ist von Krebsdiäten, u. a. Breuß: »Krebskur total«; Burger: »Instinktotherapie«; Gerson: »Diättherapie bösartiger Erkrankungen«; Seeger: Rote Bete als Heilmittel gegen Krebs«; Budwig: »Öl-Eiweiß Kost« ausdrücklich abzuraten, da sie weder auf Unbedenklichkeit noch auf Wirksamkeit geprüft sind und lebensgefährlich sein können!

Mangelernährung unbedingt vermeiden!

Im Gefolge von Krebs-Standardtherapien (insbesondere Chemo- und Strahlentherapie) kommt es zuweilen zu länger anhaltender Appetitlosigkeit und zu ausgesprochenen Abneigungen gegen bestimmte Nahrungsmittel. Als Ursachen werden u. a. seelische Gründe sowie therapiebedingte Irritationen von Geschmackssensoren sowie der Geschmackswahrnehmung im Gehirn diskutiert. Folgen Sie daher immer Ihrem individuellen Geschmack und bereiten Sie sich Ihre Wunschkost zu!

Meiden Sie Nahrungsmittel, gegen die Sie eine Abneigung verspüren, auch wenn Sie Ihrer Gesundheit nützlich sein könnten! Ein Nichtbeachten der Abneigungen gegen vereinzelte Lebensmittel kann dazu führen, das vormals gern gegessene Nahrungsmittel lange Zeit gemieden werden.

Ein wichtiges vorbeugendes Ziel nach abgeschlossenen Krebstherapien ist es, Über- und Mangelernährungszustände zu mindern bzw. ihnen vorzubeugen. Insbesondere eine Mangelernährung wird in der Praxis häufig nicht rechtzeitig wahrgenommen. Sprechen Sie Ihren Arzt auf jeden Fall auf Ihre Ernährungssituation an, wenn einer der folgenden Punkte auf Sie zutrifft:

- **unerklärlicher Gewichtsverlust** mit einem BMI unter 18; (BMI = Body-Mass-Index).
  Versuchen Sie, Ihr Körpergewicht im Normbereich zu halten. Dieser Normbereich wird mittels BMI bestimmt. Für diese Bestimmung benötigen Sie Ihre Körpergröße und Ihr Gewicht und können dann den Wert in einer BMI-Tabelle ablesen, oder Sie rechnen ihn einfach aus: Das Gewicht in Kilogramm wird durch die Körpergröße (in Metern) im Quadrat geteilt. Also:

$$\text{BMI} = \frac{\text{Körpergewicht [kg]}}{\text{Körpergröße [m]} \times \text{Körpergröße [m]}}$$

Ein Beispiel für den BMI einer 1,70 Meter großen und 70 Kilogramm schweren Frau: $70 : 1{,}70^2 = 24{,}2$.

Als optimal wird ein Bereich zwischen 19 und 24 für Frauen und zwischen 20 und 25 für Männer angesehen. Vermeiden Sie starke Gewichtsschwankungen (mehr als 5 kg), denn diese belasten den Körper unnötig!

- **dauerhafte** Beschwerden wie **Appetitlosigkeit**, Kau- und Schluckbeschwerden, **Übelkeit, Geschmacksveränderungen**, Erbrechen, Durchfälle

Greifen Sie zwecks Gewichtszunahme bzw. um als normalgewichtiger Mensch Gewichtsverluste zu verhindern, ruhig zu kalorienreichen Lebensmitteln, die Sie ansonsten eher ablehnen würden. Sahnige Milchshakes können in dieser Situation besser sein als Kräutertees, Kuchen oder Pralinen sind besser als Obst zum

Nachtisch und das Gemüse darf ruhig mit Butter verfeinert werden.

Achten Sie aber immer darauf, das Sie bei der Nahrungsaufnahme ein Wohlgefühl verspüren, d.h. alle Speisen sollten Ihnen individuell auch schmecken!

wissen

Ratschläge zur Linderung therapie- oder erkrankungsbedingter Essstörungen

Appetitlosigkeit

- mehrere kleinere Mahlzeiten (auch nachts),
- nur zwischen den Mahlzeiten trinken,
- starke Essensgerüche vermeiden,
- appetitlich anrichten (»das Auge isst mit«),
- appetitanregende Getränke (z. B. Pepsinwein),
- Nahrung nach Lust und nicht nach gesundheitlichen Aspekten aussuchen,
- Steigerung der körperlichen Bewegung an frischer Luft,
- Überprüfen ggf. Ändern des täglichen Nahrungsangebotes,
- gemeinsames Essen in der Familie, im Bekannten- oder Freundeskreis.

Übelkeit/Erbrechen

- Flüssigkeits- und Elektrolythaushalt decken,
- langsam essen und trinken,
- gründlich kauen,
- viele kleine Mahlzeiten,

- abwechslungsreich zubereiten und essen,
- starke Essensgerüche vermeiden,
- stark fetthaltige und sehr süße Nahrungsmittel meiden,
- trockene Nahrungsmittel essen, z. B. Knäckebrot, Kekse,
- Oberkörper beim Essen hoch lagern,
- Bei anhaltender Übelkeit und krampfartigem Erbrechen haben sich als Medikamente bewährt: Nux vomica D6 (mehrmals täglich 5–10 Globuli/Tropfen), Ipecacuanha D6 (mehrmals täglich 5–10 Globuli), bis Erleichterung eingetreten ist.

Mundtrockenheit

- Anregung des Speichelflusses durch Kaugummi, saure Bonbons, saures Obst,
- viel Flüssigkeit, saftige Speisen, Suppen und Soßen mit Kochsalzzusatz,
- kühle Speisen lindern Symptome,
- Sahne und Butter in den Speisen erleichtern das Schlucken,
- Speisen pürieren,
- kohlensäurehaltige Getränke meiden,
- krümelige Lebensmittel meiden oder einweichen,
- bei Bedarf »künstlicher Speichel« (Glandosane Spray).

Durchfall

- auf Flüssigkeitszufuhr achten (2–3 Liter pro Tag, bei Bedarf mehr),
- fette und blähende Kost meiden,

- Alkohol, Kaffee und kohlensäurehaltige Getränke meiden,
- ballaststoffreich essen (z. B. Pektine in Äpfeln, Möhren),
- kaliumreich essen (z. B. Bananen),
- günstig sind schwarzer Tee, Reis- und Haferschleim,
- Sauermilchprodukte statt frischer Milch,
- Karottensuppe nach Moro: zur Nährstoffzufuhr mit gleichzeitiger pharmakologischer Wirksamkeit (Bindung von bakteriellen Giftstoffen) hat sich die Karottensuppe nach Moro bewährt. Zubereitung: geschälte Möhren (ca. 500 Gramm) im Mixer zerkleinern und ca. 30–45 Minuten in Wasser kochen. Die eingekochte Möhrenmasse durch ein Sieb in Fleischbrühe (ca. 1 Liter) reiben und Kochsalz (ca. 5 Gramm) hinzufügen. Die Karottensuppe sollte täglich frisch zubereitet werden und über den Tag verteilt gegessen werden.
- (indischer) Flohsamen: vor den Mahlzeiten 1 Teelöffel Flohsamen mit 150 ml kaltem Wasser einnehmen und reichlich Wasser (mindestens 2 Tassen) nachtrinken

Häufige Fragen zur Ernährung

Frage: Mein Arzt riet davon ab, Nachtschattengewächse (insbesondere Tomaten und deren Produkte, z. B. Tomatensaft, -ketchup, -mark) zu essen, da sie krebserregend seien. Ist das richtig? In unserer Selbsthilfegruppe wurde hingegen von wissenschaftlich nachgewiesenen, positiven Effekten von Tomaten und anderen roten Gemüse- und Obstsorten berichtet.

Antwort: Tomaten enthalten beispielsweise den roten Farbstoff Lycopin, der ein starkes Antioxidans ist. Er ist enthalten in frischen Tomaten und Zubereitungen aus Tomaten (siehe oben). Dieser Stoff wirkt vorbeugend gegen Zellentartung (Krebsentstehung) und kann daher empfohlen werden.

Frage: Mein Urologe, der Befürworter von Naturheilverfahren ist, riet mir nach überstandener Prostatakrebserkrankung (Operation, Strahlentherapie) vorbeugend ein Selenpräparat einzunehmen. Da ich dieses Nahrungsergänzungsmittel privat zahlen muss, möchte ich fragen, ob ich ausreichend Selen auch mit der Nahrung aufnehmen kann?

Antwort: Es ist richtig, dass Selenmangel bei verschiedenen Krebsarten (z. B. Speiseröhren-, Prostata-, Magenkrebs) als möglicher Risikofaktor diskutiert wird. Daher sollten selenhaltige Nahrungsmittel (z. B. **Fisch, Fleisch; Vollkorn**) bzw. **selenreiche Nahrungsmittel** (z. B. **Paranüsse**) unbedingt zu Ihrem Speiseplan gehören. **Die zusätzliche Einnahme selenhaltiger**

Nahrungsergänzungsmittel ist bei entsprechender Ernährung nicht erforderlich!

Unser Tipp: Eine Paranuss pro Tag deckt Ihren Selenbedarf!

Frage: Ich hatte Brustkrebs, der brusterhaltend operiert und mit Chemo- und Strahlentherapie adjuvant und kurativ behandelt/geheilt wurde. In unserer Selbsthilfegruppe wurde von Untersuchungen berichtet, dass in Milch so genannte Wachstumsfaktoren enthalten seien, die Brustkrebs fördern können. Sind diese Untersuchungen wissenschaftlich gesichert und muss ich in Zukunft auf Milchverzehr verzichten?
Antwort: Befürchtungen hinsichtlich der **Brustkrebs fördernden Wirkung** von Milch bzw. von in der Milch enthaltenen Bestandteilen (z. B. Wachstumsfaktoren; immunologische Botenstoffe) sind **wissenschaftlich nicht haltbar**. Es ist eher so, dass der tägliche Verzehr von einem Glas Milch eine vorbeugende Wirkung hinsichtlich der Brustkrebsentstehung hat.

Frage: Ich hatte Brustkrebs im Frühstadium und wurde behandelt mit brusterhaltender Operation, Chemo-/Strahlen- und andauernder (Anti)Hormontherapie. Die Brustkrebszellen wiesen das Her-2-neu-Antigen auf, was laut Literatur mit einem erhöhten Wiedererkrankungsrisiko einhergeht. Im Gesundheitsteil meiner Tageszeitung habe ich gelesen, dass Olivenöl das Her-2-neu-Gen hemmt, welches Brust-

krebsrisiko und Brustkrebszellwachstum fördert. Ist es sinnvoll, vorbeugend täglich eine bestimmte Menge Olivenöl zu sich zu nehmen?

Antwort: Es ist richtig, dass Studien darauf hinweisen, dass Olivenöl eine gewisse Schutzwirkung bei Brustkrebs hat. Bislang konnte allerdings nicht eindeutig gezeigt werden, welche Bestandteile des Olivenöls die positiven Wirkungen hervorrufen. Eine aktuelle Untersuchung zeigte, dass Ölsäure (eine einfach ungesättigte Fettsäure und Hauptbestandteil von Olivenöl) ein Gen hemmen kann (Her-2/neu), das zur Entstehung und Wachstum von Brustkrebs beiträgt. Weitere Untersuchungen zeigten, dass Ölsäure die Wirksamkeit eines Medikamentes (therapeutisch verabreichte Antikörper) steigern kann, dass das Her-2/neu-Krebsgen (Onkogen) hemmt. Olivenöl ist daher als Bestandteil einer krebsvorbeugenden Ernährung tatsächlich zu empfehlen.

Frage: Nach überstandener Brustkrebserkrankung (Operation, Chemo-/Strahlentherapie) bin ich im zweiten Jahr einer (anti) hormonellen Therapie, die bei mir (32 Jahre alt) erhebliche Nebenwirkungen (z. B. Hitzewallungen, Gewichtszunahme, Muskel-/Gelenkbeschwerden, Antriebslosigkeit) verursacht. Mein Krebs war hormonrezeptor-positiv. Darf ich Heilmittel mit pflanzlichen Östrogenen (Phytoöstrogenen; Isoflavonoiden) gegen die Nebenwirkungen der Hormontherapie einnehmen?

Antwort: **Phytoöstrogene** (z. B. Isoflavonoide, Lignane) sind Bestandteile, die in Pflanzen (u. a. Soja; Leinsamen, Weizenkleie) vorkommen. Sie können im menschlichen Organismus wie körpereigene Östrogene wirken (allerdings um den Faktor 1000 schwächer). Ihnen werden u. a. vorbeugende Wirkungen (z. B. Verhütung von Brustkrebs und Prostatakrebs) zugeschrieben, die auf ihre experimentell bzw. im Reagenzglas untersuchte Wirkung zurückgehen. Phytoöstrogene haben hiernach folgende Wirkungen:

1. antioxidative Aktivität (Antioxidans);
2. Beeinflussung des Vitamin-D-Stoffwechsels;
3. Hemmung der (Tumor-)Blutgefäßneubildung;
4. Auslösung des programmierten Brustkrebszelltodes (Apoptose)

Ernährungswissenschaftler halten zwar aufgrund der vorliegenden Datenlage die Aufnahme von Phytoöstrogenen (Isoflavonoiden, Lignanen) mit der Nahrung zur Vorbeugung verschiedener Erkrankungen (z. B. Brust- und Prostatakrebs, Wechseljahrsbeschwerden) für sinnvoll, allerdings ist der wissenschaftlich fundierte Nachweis bislang nicht geführt. Aus medizinischer Sicht bestehen eher Bedenken, da Phytoöstrogene ähnlich wie die körpereigenen Hormone wirken und so das Brustkrebswachstum bei Vorliegen von entsprechenden Hormonbindungsstellen eher fördern könnten. Daher gilt derzeit noch: **Brustkrebspatientinnen, deren Krebszellen Östro-**

gen-/Progesteronrezeptoren enthielten, sollten mit Phytoöstrogenen angereicherte Nahrungsmittel bzw. konzentrierte phytoöstrogenhaltige Extrakte/Arzneimittel/Nahrungsergänzungsmittel nicht einnehmen, bis deren Wirksamkeit und insbesondere deren Unbedenklichkeit in kontrollierten Studien nachgewiesen sind!

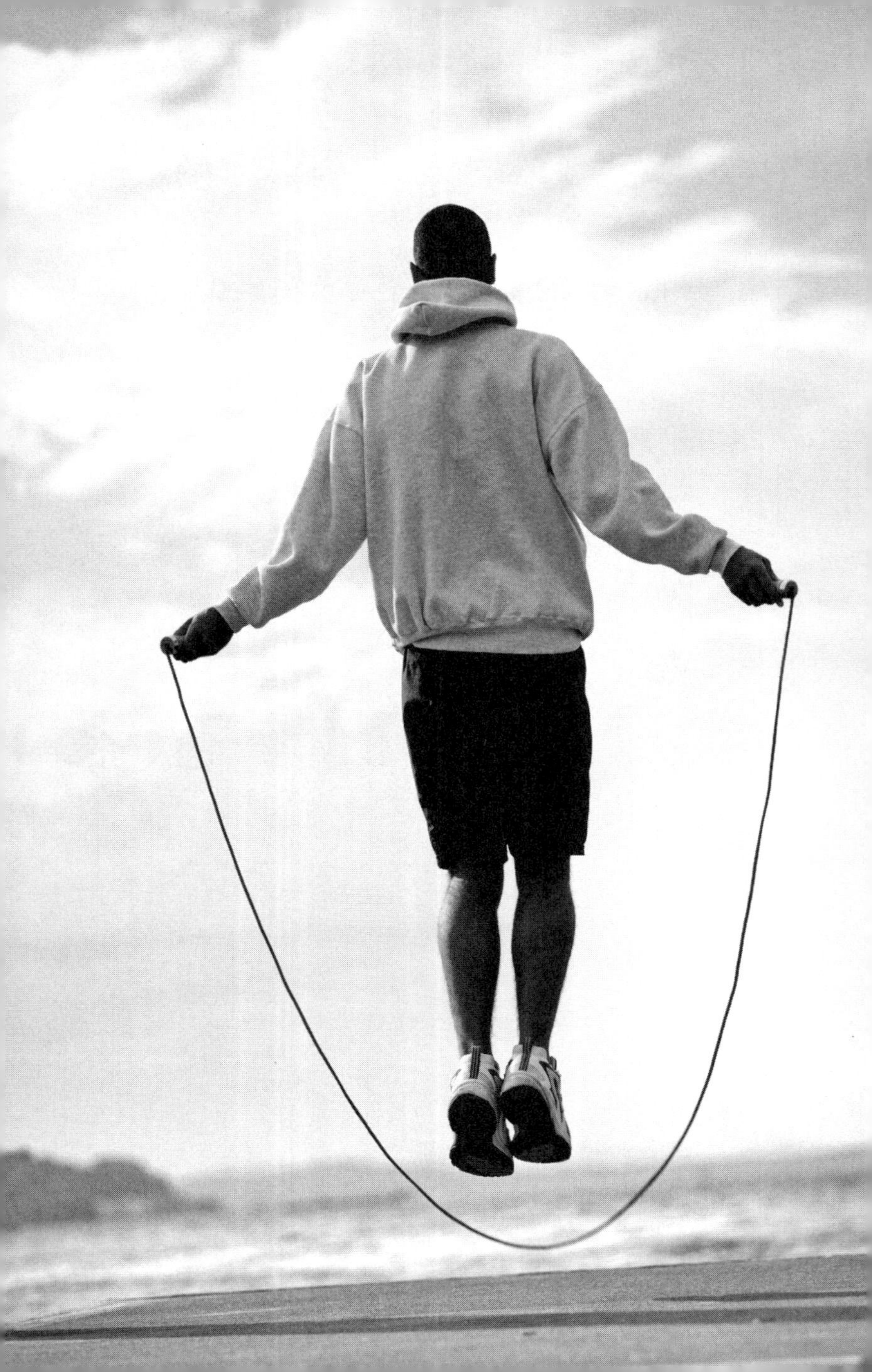

2. Sport

Für vitale Abwehr und Lebensqualität: Sport und Bewegung

Körperlich aktiv zu sein trägt wesentlich zur Förderung Ihres Heilungsprozesses bei. Maßvoll betriebener Sport stärkt nachweislich das Immunsystem und fördert die Entspannung. Sport und Bewegung spielen damit bei der Vorbeugung gegen Krebs eine wichtige Rolle und sind in der Nachsorge unverzichtbar. Welche Sportart geeignet ist und welche Erfolge Sie mit regelmäßigem Training erzielen können, erfahren Sie auf den folgenden Seiten.

OPTIMAL: MODERATER AUSDAUERSPORT

Neben Fehlernährung ist Bewegungsmangel ein ernst zu nehmendes Problem der modernen Gesellschaft und mitverantwortlich für »Zivilisationsleiden« wie Krebs, Herz-Kreislauf-Erkrankungen, Diabetes und Fettstoffwechselstörungen. Dass Sport und Bewegung insgesamt zur Verbesserung der Gesundheit beitragen, gilt als unbestritten. Und das nicht nur, weil Menschen, die sich regelmäßig bewegen, laut Statistik auch seltener rauchen, weniger Alkohol trinken und sich gesünder ernähren als »Bewegungsmuffel«. Regelmäßiges Training hält Sie fit. Warum?

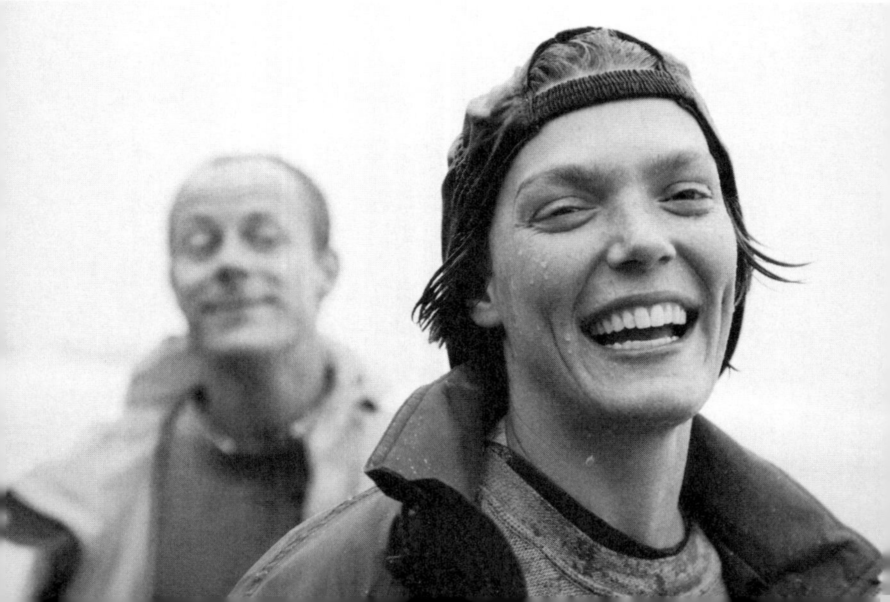

- Bewegung schützt nicht nur vor Herz-Kreislauf-Erkrankungen und stärkt Muskeln und Gelenke, sondern kann auch einigen Krebsarten vorbeugen, z. B. Brust- und Darmkrebs.
- Sport nimmt auch für bereits Erkrankte eine übergeordnete Bedeutung ein: In der Therapie und vor allem in der Nachsorge von Krebs übt regelmäßige Bewegung einen günstigen Einfluss auf die Lebensqualität, den Allgemeinzustand, das Immunsystem und möglicherweise sogar auf das Wiedererkrankungsrisiko aus. Mäßiges Ausdauertraining kann nach abgeschlossener Therapie die körpereigenen Abwehrkräfte (das Immunsystem) aktivieren, die psychische Befindlichkeit und Lebensqualität verbessern, die Kontaktaufnahme zu Mitmenschen erleichtern (psychosoziale Integration), das Selbstwertgefühl wiederherstellen bzw. stabilisieren und das Risiko der Wiedererkrankung (Rezidivierung, Metastasierung) senken. Körperliches Training in Form von moderatem (mäßigem) Ausdauersport gehört somit zu den empfehlenswerten bzw. notwendigen Maßnahmen, insbesondere auch nach einer behandelten Krebserkrankung.

info

Durch gezieltes, regelmäßiges muskuläres Training können gesundheitsfördernde und leistungssteigernde körpereigene Regelkreise (z. B. Herz-Kreislauf-System, Immunsystem, Hormonsystem, Psycho-Neuro-Immunologisches System) aktiviert werden.

wissen Vorbeugung und Rehabilitation

Der deutsche Arzt Dr. E. van Aaken weckte in den 1960er Jahren in Deutschland das Interesse an der Thematik »Sport und Krebs«. Er glaubte erstmals den Nachweis führen zu können, dass moderates (mäßiges) Ausdauertraining die Entstehung von Krebs reduzieren bzw. verhindern könne. Eine entscheidende Rolle spielte in seinem Verständnis die durch den Lauf-/Ausdauersport verbesserte Sauerstoffversorgung des Organismus. Die Beziehung zwischen Sport und Immunsystem wird seit den 1970er Jahren intensiv erforscht und seit den 1980er Jahren wird Sport nicht mehr ausschließlich als vorbeugende Maßnahme, sondern auch als Rehabilitationsmaßnahme für Krebspatienten empfohlen.

Ausdauertraining und Immunsystem

Es besteht ein eindeutiger Zusammenhang zwischen Ausdauertraining und der Funktion des Immunsystems. Man weiß heute, dass durch das Training im Muskelbereich und dem angrenzenden Gewebe entzündungsähnliche Vorgänge ablaufen, die wiederum durch Freisetzung einer ganzen Reihe von Botenstoffen das Immunsystem stimulieren. Wenn dies nun häufiger und regelmäßig geschieht, wird das Immunsystem trainiert. Die Immunzellen erhalten eine gewisse Fitness im Erkennen von Fremdstrukturen, also auch von Tumorzellen. Selbst nach Ausbruch der Krebserkrankung können sportliche Aktivitäten dem Immunsystem auf die Sprünge helfen und zur Heilung beitragen. Und nicht nur das: Es hat sich herausgestellt, dass sportliche Betätigung in Form von Ausdauertraining dazu führt, die mentale Befindlichkeit zu verbessern, unser Wohlbefinden, die Gehirndurchblutung und unsere Abwehrkraft. Wir werden widerstandsfähiger gegen Infektionen aller Art.

info

Untersuchungen haben gezeigt, dass die Immunzellen von Sportlern funktionstüchtiger und schneller sind als die von »Bewegungsmuffeln«. Die Anzahl und Aktivität der Zellen steigt durch mäßiges körperliches Training ebenfalls an.

All diese positiven Effekte des Sports kehren sich allerdings um, wenn Sie ständig übertreiben und bis an Ihre Leistungsgrenze gehen. Das beste Beispiel dafür sind Leistungssportler. Sie sehen zwar topfit aus, leiden in Wahrheit aber sehr viel häufiger als der Durchschnittsbürger an Infekten. Spitzenleistungen und intensives Training schwächen Ihre Immunabwehr.

Sinnvoll vorbeugen: Aerobes Training

Sport fördert nicht nur die Beweglichkeit, sondern hilft gegen die kleinen Fettpölsterchen und stärkt unsere Kondition. Ein regelmäßiges Ausdauertraining unterstützt Ihren Körper auch im

Kampf gegen Krebserkrankungen. Dem Krebs davonlaufen können wir sicher nicht, aber wir können unser Immunsystem stärken und uns dadurch einen kleinen Vorsprung sichern. Als optimales Training im Sinne der Prävention (Vorbeugung) hat sich moderates Ausdauertraining im so genannten »aeroben Bereich« erwiesen. Aerobes Ausdauertraining belastet den Körper bei minimaler Intensität über einen längeren Zeitraum. Sie trainieren bei normaler Atmung, ohne »aus der Puste« zu geraten. Das entspricht etwa einer Herzfrequenz für die Dauer der Belastung von 180 Schlägen pro Minute minus Lebensalter (siehe auch nächste Seite). Trainingseinheiten unter 20 Minuten sind nicht effektiv, trainieren Sie deshalb immer mindestens 35 Minuten. Dabei ist es nicht unbedingt erforderlich, dass Sie viele Kalorien verbrennen. Wichtig ist, dass Sie regelmäßig trainieren, um fit zu werden. Trainieren Sie 2–3-mal pro Woche 30–60 Minuten lang. Dies entspricht einem Verbrauch von etwa 2000 kcal pro Woche oder 350–700 kcal pro Tag.

info

Unter aerobem Training versteht man die Bereitstellung von Energie unter Verbrennung von Sauerstoff. Der Sauerstoffbedarf während eines aeroben Trainings wird zum größten Teil über die Atmung gedeckt. Energieträger des aeroben Trainings sind in den ersten 15–20 Minuten Kohlenhydrate (= Zucker; gespeichert im Muskel als Glukose) und erst danach Fett.

Moderater Ausdauersport verbessert die allgemeine körperliche Leistungsfähigkeit, z. B. des Herz-Kreislauf-Systems. Er senkt Blutdruck und Körpergewicht, reduziert Blutzucker und Blutfette und führt zur Zunahme der Sauerstofftransportfähigkeit des Blutes. Dies wirkt sich positiv auf das Abwehr- und Hormonsystem aus. Belegt werden konnten u. a. eine Verbesserung der Lebensqualität, Aktivierung des Immunsystems, insbesondere der Immunzellen, die für die Abwehr von Krebszellen von entscheidender Bedeutung sind. Diese Beobachtungen gelten nur für moderates Ausdauertraining, Leistungssport hingegen unterdrückt diverse Abwehrfunktionen und geht in der Regel mit vermehrten Infektionskrankheiten und Krebserkrankungen einher.

So messen Sie Ihren Puls

Für ein aerobes Ausdauertraining sind alle Sportarten geeignet, die eine gleichmäßige Belastung ermöglichen. Aerobe Trainingsmethoden sind Radfahren, Joggen, Rudern, Steppen (Fitnessstudio), Walking, das Laufband etc. Um eine optimale Wirkung zu garantieren, ist eine niedrige Belastung einzuhalten, denn nur dann ist eine ausreichende Sauerstoffversorgung des Muskels (aerobes Training) möglich. Ob Sie in einer guten Belastungszone trainieren, können Sie anhand der Pulsmessung feststellen. Hierfür eignen sich die diversen auf dem Markt befindlichen Pulsmessgeräte. Wenn Sie keines tragen möchten, dann funktioniert grob auch die alte Regel, dass man sich bei einem aeroben Ausdauersport noch gut mit seinem Trainingspartner unterhalten können muss – oder Sie messen den Puls selbst am Handgelenk.

tipp

Es geht für den Durchschnittsmenschen nicht darum, seinen Körper für wettkampfmäßige Höchstleistungen zu trainieren. Wichtig ist das Erreichen einer allgemeinen Fitness, mit der sich die vielfältigen Belastungen des beruflichen und privaten Alltags problemlos bewältigen lassen.

Beim aeroben Training gilt die grobe Regel: Die Pulsfrequenz sollte kleiner oder gleich 180 minus Lebensalter sein. Sind Sie beispielsweise 30 Jahre alt, dann wäre Ihre Obergrenze ein Puls von 150. Etwas genauer wird es noch, wenn Sie Ihren Gesundheitszustand mit berücksichtigen:

- Addieren Sie 5 Punkte, wenn Sie seit etwa zwei Jahren problemlos trainieren.
- Ziehen Sie 10–15 Punkte ab, wenn Sie vor kurzer Zeit operiert wurden oder eine Krankheit hatten.
- Ziehen Sie 5 Punkte ab, wenn Sie länger keinen Sport getrieben

info

Der gesamte Organismus braucht mindestens fünf Minuten, um sich von Ruhe auf die Belastungssituation umzustellen. Das Herz-Kreislauf-System passt sich an die Belastung an, indem das Blut umverteilt wird – weg von den Verdauungsorganen hin zur arbeitenden Muskulatur.

tipp **Aufwärmen und dehnen**

Trainieren Sie am besten draußen, mindestens 45 Minuten 3–4-mal die Woche. Behalten Sie Ihre optimale Pulsfrequenz im Auge. Nach jedem Training sollten Sie unbedingt einen Tag für Ihre körperliche Erholung einrechnen. Dann sind Sie auf dem besten Weg zu einem optimalen Gesundheitssport. Daran sollten Sie vor Trainingsbeginn immer denken:

- Wärmen Sie sich gründlich auf, z. B. durch langsames Einlaufen.
- Kurieren Sie Verletzungen immer aus und hören Sie auf, wenn Sie Schmerzen haben.
- Achten Sie auf angemessene Kleidung und passen Sie diese der Witterung an. Tragen Sie warme, Wind abweisende Kleidung bei Kälte und Schweiß durchlässige Kleidung bei Hitze.
- Bei extrem hohen Temperaturen sollten Sie Ihr Programm zeitlich einschränken und darauf achten, dass Sie genügend Flüssigkeit zu sich nehmen.

haben, öfter erkältet oder an Allergien leiden oder vor kurzer Zeit verletzt waren.

Wenn Sie Ihre Puls-Obergrenze berechnet haben, dann liegen Sie im Training gut, wenn Sie immer 5–10 Punkte unterhalb dieser Grenze bleiben. Nehmen Sie als Beispiel eine 30-Jährige, die wegen Brustkrebs operiert wurde. Dann kämen Sie auf 180 minus

30 = 150, minus 15 Punkte wegen der Operation, also 135. Der optimale Trainingsbereich: 125–140 Pulsschläge. Stellen Sie Ihre Pulsuhr auf diese Obergrenze ein – Sie werden automatisch mit einem Piepston darauf aufmerksam gemacht, wenn Sie die optimale Belastung überschreiten.

So trainieren Sie richtig

Beginnen Sie Ihr aerobes Ausdauertraining nie mit »kalter« Muskulatur. Wärmen Sie sich am besten vorher ein wenig auf. Laufen Sie sich langsam und locker ein. Erst danach stellen Sie Ihre Pulsuhr ein und fangen mit Ihrem eigentlichen Training an: Schwimmen, Walken, Joggen, Rad fahren – was auch immer Ihnen Spaß macht bzw. nach einer ärztlichen Untersuchung empfohlen wurde. Hinterher machen Sie einige Dehnübungen. Versuchen Sie dabei nie, Ihre Muskeln zu überdehnen. Hören Sie auf, wenn die Muskeln schmerzen. Schmerzen sind ein Warnsignal. Wenn Ih-

tipp

Bei allen grippalen Infekten bzw. bei akuten Erkrankungen wie allergischen Reaktionen, Herz-Kreislauf-Erkrankungen, schlecht eingestelltem Blutzucker sowie bei Antibiotikatherapien sollte eine angemessene (vom Arzt kontrollierte) Sportpause eingehalten werden. Anschließend: langsamer, Puls kontrollierter Wiederbeginn!

nen Ihr Training auf Dauer zu langweilig ist, gibt es Möglichkeiten, es ein bisschen »aufzupeppen« und zu verändern:

- Suchen Sie sich einen Trainingspartner. Dann kommt man auch nicht so leicht in Versuchung, mal einen Termin »sausen zu lassen«.
- Wechseln Sie ab und an die Sportart. Walken Sie an einem Tag und fahren Sie beim nächsten Training mit dem Rad.
- Verändern Sie Ihr Ausdauertraining, steigen Sie jedes zweite Mal auf ein Intervalltraining um. Also zum Beispiel alle fünf Minuten für etwa 200 Meter ein gesteigertes Tempo. Oder laufen Sie mal einen Hügel hinauf. Das trainiert Ihren Körper zusätzlich und erhält die Anpassungsfähigkeit der Muskulatur an sich schnell verändernde Belastungen.
- Mit dem empfohlenen Ausdauertraining trainieren Sie Ihre körperliche Fitness, und es kommt zu einem Muskelaufbau in den beanspruchten Bereichen, vor allem in den Beinen. Daneben haben Sie aber weitere Muskelpartien, die auch gestärkt und trainiert werden sollten. Hierfür ist ein Ausgleichstraining zu empfehlen – etwa die Kombination Ihres Ausdauertrainings mit ein paar Übungen zur Kräftigung der Rücken- und Bauchmuskulatur.

info

Hier finden Sie Hilfe

Bewegung und Sport können einen Beitrag zur physischen, psychischen und sozialen Stabilisierung leisten. Deshalb ist es auch für Betroffene, die vor ihrer Erkrankung keinen Sport getrieben haben, wichtig, ihren Körper durch körperliche Aktivität zu stärken. Der Deutsche Sportbund (www.dsb.de) und die von dort aus erreichbaren Seiten der Landesverbände bieten Listen spezieller Gruppen an, die entweder von lokalen Sportvereinen oder von anderen Trägern getragen werden. Auch im Programm der Volkshochschulen finden Sie Kurse, z. B. für Frauen, die an Brustkrebs leiden. Wenn Sie unsicher sind oder sich einer Gruppe anschließen möchten, wird man Ihnen dort sicher weiterhelfen können. In den meisten Kliniken zur stationären Nachsorge arbeiten Physiotherapeuten und Sportlehrer oder auch Fachkräfte mit spezielleren Angeboten. Auch dort wird man Ihnen Tipps mit auf den Weg geben.

SPORT NACH KREBS

Vor wenigen Jahren wurde Krebspatienten noch Schonung verordnet. Heute dagegen wird ihnen die körperliche Aktivität von Sportmedizinern ausdrücklich empfohlen. Die klassischen Therapien in der Krebsbehandlung – Chemotherapie und Bestrahlung – sind oft langwierig und mit starken Nebenwirkungen verbunden. Starker körperlicher und seelischer Stress sind die Folge. 70 Prozent der Krebspatienten leiden nach der therapeutischen Behandlung unter körperlichen Leistungseinschränkungen. Vorsichtiges Fitnesstraining hilft gegen diesen Erschöpfungszustand,

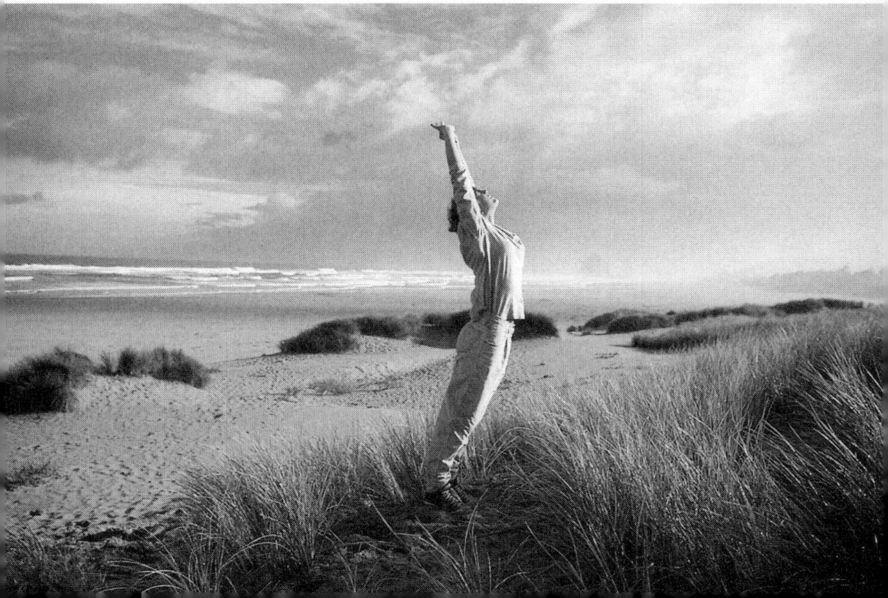

das so genannte Fatigue-Syndrom (Erschöpfungssyndrom). Es verbessert die Kondition und auch die Beweglichkeit, zum Beispiel des Schultergürtels nach einer Brustkrebsoperation. Übelkeit und Stress lassen nach, Lebensqualität und Selbstwertgefühl steigen. Und das wiederum wirkt zurück auf die Abwehrkräfte. Um nach einer Krebserkrankung mit körperlicher Aktivität (Sport) beginnen zu können, sollten Sie mit Ihrem Arzt besprechen, ob medizinische Einwände dagegen vorliegen bzw. welche Sportart im individuellen Fall empfehlenswert ist. Idealerweise sollte nach einer abgeschlossenen Krebstherapie die Sporttauglichkeit medizinisch abgesichert werden, u. a.

- Herz-Kreislauf-System, inklusive Puls, Blutdruck, EKG,
- Stoffwechsellage, inklusive Blutzucker-, Blutfett-, Blutharnsäurewerte,
- Knochen und Gelenke, inklusive Arthrosen, Verschleißerscheinungen, Bandscheibenschäden, Metastasen (Krebsabsiedlungen/Tochtergeschwülste in anderen Organen).

info

Personen mit Übergewicht und/oder arthrotischen Gelenkbeschwerden sollten Sportarten bevorzugen, die insbesondere die Gelenke schonen, z. B. Schwimmen, Aqua Jogging, Radfahren.

Dies ist wichtig, weil sowohl die Krebserkrankung als auch deren Therapie (u. a. Operation, Chemo-, Strahlen-, Hormontherapie) den Organismus bzw. einzelne Organe beeinträchtigen können.

Eventuelle krankhafte Veränderungen müssen nicht zwangsläufig mit der Krebserkrankung zusammenhängen, können aber eine entscheidende Rolle bei der Auswahl der optimalen Sportart spielen.

Individuelle Sporttauglichkeit prüfen

Lassen Sie Ihre Sporttauglichkeit prüfen, bevor Sie mit dem körperlichen Training beginnen. Dies gilt vor allem

- für Anfänger bzw. Wiedereinsteiger über 35 Jahre,
- bei Vorerkrankungen (Krebs, Herz-Kreislauf-Erkrankungen, Stoffwechselstörungen) bzw. Beschwerden,
- bei Risikofaktoren durch die Krebserkrankung, z. B. Metastasen, Stoma (künstlicher Darmausgang), Implantate,
- bei allgemeinen Risikofaktoren, z. B. Übergewicht, Bluthochdruck, erhöhte Blutzucker-, Blutfett-, Blutharnsäurewerte, Herz-Kreislauf-Erkrankungen.

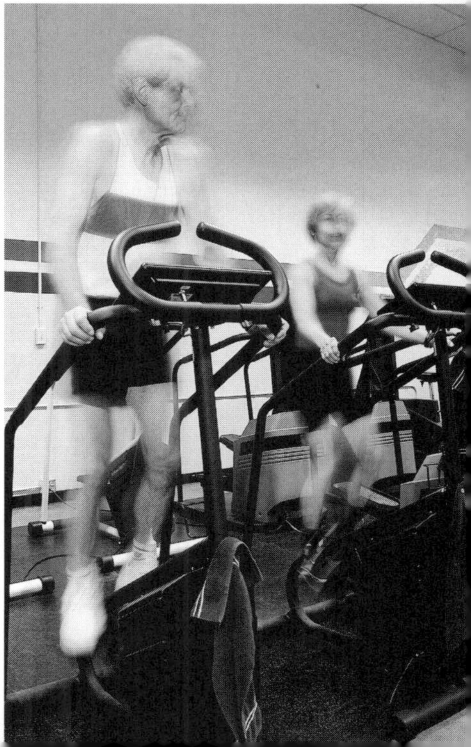

Neueinsteiger bzw. Menschen, die eine Krebstherapie abgeschlossen haben, sollten die ersten Übungseinheiten unter fachkompetenter Anleitung mit entsprechender Vorsicht angehen. Sportgruppen der Landessportbünde (LSB) bzw. des Deutschen Sportbundes (Adressen siehe Anhang) bieten bundesweit vielfältige Programme unter Anleitung an, insbesondere moderates Ausdauertraining in kontrollierter Form (auf dem Laufband bzw. Fahrradergometer) sowie als Blutdruck und Puls kontrolliertes Walking, Jogging oder Radfahren. Bei den Angeboten der Landessportverbände »Sport in der Krebsnachsorge« handelt es sich z. T. um Sportarten und Übungen, bei denen gruppendynamische Prozesse hinsichtlich der Trainingsintensität auftreten können, die für Ungeübte, Neueinsteiger und Rekonvaleszenten eine Überforderung darstellen. Daher sollte zunächst ein individuelles Bewegen innerhalb der Wohlfühlgrenzen erfolgen, ehe dann durch Gruppentraining eine Verbesserung von Ausdauer, Kraft und Beweglichkeit angestrebt werden.

info

Anfänger oder Neueinsteiger sollten langsam mit dem Training beginnen und die Belastung (Intensität, Häufigkeit, Dauer) nach und nach steigern.

Meiden Sie jede Art der Überbelastung, da diese in der Regel mit Einbußen der Befindlichkeit (u. a. Muskelkater, Gelenkbeschwerden, Schwäche, Unwohlsein) sowie der allgemeinen Gesundheit einhergehen kann (u. a. Schwächung der körpereigenen Abwehr, Infektneigung, Stressreaktion, Herz-Kreislauf-Symptomatik, wie beispielsweise Herzrhythmusstörungen, Schwindelgefühle). Vergessen Sie nicht, dass nach jeder Belastung auch eine angemessene Erholung folgen muss und dass körperliches Fitnesstraining (auch moderater Ausdauersport) bei Erkrankungen, insbesondere bei Infektionen, Fieber nicht erfolgen sollte.

Mit dem empfohlenen moderaten Ausdauersport können Sie Folgendes erreichen:

- Verhütung, Beseitigung, Minderung von krankheits- sowie therapiebedingten Auswirkungen,
- Förderung von Selbstbewusstsein, Selbstverantwortung, Selbstbestimmung sowie von sozialer Integration (Zugehörigkeitsgefühl),
- Steigerung von Lebensqualität,
- Reduktion von schwer wiegenden Erkrankungen und Sterblichkeit.

tipp

Achten Sie auf eine ausreichende Flüssigkeitszufuhr und passen Sie die Medikamenteneinnahme Ihrer sportlichen Belastung an!

Welche Sportarten sind geeignet?

Zu den moderaten Ausdauersportarten gehören alle, die mit einer niedrigen Intensität durchgeführt werden, also Wandern, Langlauf, Radfahren, Joggen, Skaten, Walking und Nordic Walking, Schwimmen, Skilanglauf, Rad fahren, Ergometertraining usw. Die Spielsportarten Fußball, Tennis, Handball, Volleyball, Basketball usw. sind Sportarten mit mittlerer Intensität, die für den vorbeugenden Gesundheitssport nicht empfohlen werden können. Im Folgenden stellen wir Ihnen einige Sportarten etwas genauer vor.

tipp

Ballsportarten, z. B. Basketball, Handball, Volleyball und Fußball eignen sich nur eingeschränkt als Sport in der Krebsnachsorge. Es ist weder auszuschließen, dass einzelne Bewegungen über persönliche Belastungs-/Dehnungsgrenzen hinaus ausgeführt werden, noch ist durch den Körperkontakt mit anderen Mitspielern zu vermeiden, dass Verletzungen, u. a. im operierten Bereich, entstehen.
In abgewandelter Form lassen sich jedoch auch die populären Ballspiele für den Sport in der Krebsnachsorge nutzen. Beispielsweise kann Volleyball mit einem Wasserball oder einem leichten Schaumstoffball gespielt werden.

Patientenkommentar

... ich habe den Landessportbund NRW kontaktiert, der mir neben interessanten Informationen auch eine Liste der Sportvereine zuschickte, die am Programm »Sport in der Krebsnachsorge« teilnehmen. Dieser Liste entnahm ich, dass unser lokaler Turn- und Sportverein sich an dem Projekt beteiligt und u. a. Walking-, Lauf-, Aqua-Jogging- und Gymnastikkurse anbietet. Aus einer »Schnupper-Teilnahme« ist eine regelmäßige sportliche Aktivität geworden, die Spaß macht, abwechslungsreich ist und mir neben der wohltuenden körperlichen Fitness auch mein Körperbild (Gewicht und Figur) traumhaft beeinflusst hat. Seitdem gehe ich mit deutlich gesteigertem Selbstwertgefühl durch das Leben, das tut gut!

Aqua-Jogging

Aqua-Jogging ist eine Fortbewegungs- und Trainingsform im temperierten tiefen Wasser. Die Übenden tragen dabei einen Auftrieb gebenden Gürtel um die Taille. Dieser ermöglicht Lauf- und Gymnastikübungen im Wasser ohne Bodenkontakt. Diese Bewegungsart ist somit äußerst gelenkfreundlich. Auch Übergewichtige, schlechte Schwimmer sowie Menschen mit Gelenkersatz (z. B. Hüfte, Knie) können daran teilnehmen. Für Enterostoma-Träger gibt es spezielle Aqua-Jogging-Gürtel, die meist ohne Beeinträchtigung (Druckschmerzen) gut toleriert werden. Schwierigkeiten macht zunächst die Körperhaltung in der Schwerelosigkeit. Hat man die Balance gefunden und die ersten Joggingrunden im

info

Ursprünglich sollte Aqua-Jogging lediglich das sportliche Training bei Verletzungen ermöglichen. Denn im Wasser werden Muskeln und Gelenke von der Last des Körpers befreit. Doch inzwischen hat man das effektive »Wasserlaufen« für jedermann entdeckt.

Becken gedreht, kann man sich an die verschiedenen Varianten wagen: Kniehebeläufe (Knie hoch zur Brust ziehen), Anfersen (Fersen zum Po bringen), Schreitlauf (mit großen Schritten imaginäre Hindernisse überspringen) oder die intensive Fortbewegung mit völlig durchgestreckten Beinen.

tipp

Viele Schwimmbäder bieten mittlerweile Aqua-Jogging-Kurse an. Dort können Sie sich in der Regel auch passende Schwimmgürtel ausleihen.

Dauerlauf (Jogging)

Eine einfache und effektive Form des Ausdauertrainings ist der Dauerlauf (Jogging), der viele positive Effekte auf Herz-Kreislauf-System, Immunsystem sowie die allgemeine Stoffwechsellage hat. Wer das Dauerlaufen allein praktizieren möchte, sollte zunächst ein sehr langsames Tempo wählen, bei dem es möglich ist, sich bequem zu unterhalten. Günstig ist, zu Beginn die Dauerlaufphasen mit Phasen des Gehens abzuwechseln. Mit zunehmender Ausdauer können Sie die Gehphasen abkürzen und die Laufphasen verlängern.

tipp

In Sportvereinen gibt es unterschiedliche Leistungsgruppen, und die Trainer geben in der Regel Hinweise zum richtigen Laufstil und Schuhwerk und leiten die begleitende Gymnastik.

Die Trainingsintensität können Sie über den so genannten Trainingspuls ermitteln. Dies ist der Pulswert pro Minute, der am Ende der Belastung erreicht wird. Der Wert sollt etwa 180 Schläge minus Lebensalter (genaue Berechnung siehe Seite 85 f.) erreichen. Wird der Wert um mehr als 10 Schläge unterschritten, ist die Trainingsintensität zu niedrig. Wird der Wert deutlich überschritten, ist die Ausdauerbelastung zu hoch, und es kann zu ungünstigen gesundheitlichen Auswirkungen kommen, z. B. Herz-Kreislauf-Symptome, Stoffwechselstörungen, Übelkeit.

tipp

Nehmen Sie sich nicht zu viel vor. Zu ehrgeizige Ziele schrecken eher ab, statt zu motivieren. Kleine Erfolgserlebnisse spornen Sie dagegen an.

Gymnastik

Unter Gymnastik versteht man verschiedenartige Bewegungsformen, z. B.

- klassische Gymnastik im Stand/in der Fortbewegung; mit/ohne Handgeräte, z. B. Ball, Stab, Keule, Seil,
- Dehnungsgymnastik (Stretching),
- Kräftigungsgymnastik bzw. Problemzonengymnastik,
- Wirbelsäulengymnastik,
- tänzerische Gymnastik,
- Trendgymnastik, z. B. mit Thera-Band, Pezziball.

Die meisten Gymnastikformen lassen sich nach Krebstherapien (Operation, Chemo-, Strahlentherapie) ohne Schwierigkeiten wieder aufnehmen oder neu beginnen.

Frauen nach Brustkrebs sollten allerdings alle schwunghaften Bewegungen der Arme (insbesondere des Armes der operierten Seite) vermeiden, weil dabei Blut- und Lymphflüssigkeit in die Extremitäten gelangt und ein Lymphstau/Lymphödem entstehen könnte. Auch stark überrissene Übungen sollten Sie nicht machen, da durch die Therapie (z. B. Operation, Bestrahlung) vorgeschädigte Haut sowie Narbengewebe verletzt werden könnten.

Enterostoma-Träger haben häufig Probleme bei Bauchmuskelübungen und bei Übungen, die in Bauchlage durchgeführt werden. Diese Problematik sollten Sie gegebenenfalls vor Beginn des Trainings mit der Kursleitung absprechen und dabei nach Alternativübungen suchen.

tipp

Sehr beliebt: Aerobic

Aerobic- und Step-Aerobic-Kurse sind beliebte Trainingsformen. Sie werden von Sportvereinen oder gesundheitlich orientierten Fitness-Studios angeboten und sind prinzipiell auch für Frauen nach Brustkrebs geeignet. In vielen Sportgruppen der Krebsnachsorge sind angepasste Aerobic-Teilprogramme in den Übungsstunden enthalten.

Schwimmen

Schwimmen trainiert viele Muskeln des Körpers und kann als empfehlenswertes Bewegungstraining angesehen werden. Das Element Wasser unterstützt durch seinen (hydrostatischen) Druck auf die Körperoberfläche, dass Venen- und Lymphabfluss begünstigt werden. Ein Verletzungsrisiko ist nahezu ausgeschlossen.

Wird das Schwimmen regelmäßig als Ausdauersport betrieben, stellen sich eine Vielzahl positiver gesundheitlicher Effekte ein, u. a.

- Kräftigung der Muskulatur,
- günstige Wirkung auf das Herz-Kreislauf-System, u. a. Blutdruckregulation,
- Verbesserung der allgemeinen Ausdauerfähigkeit,
- Verbesserung der Atmung bzw. des Atemvolumens,
- Verbesserung der Abwehrlage, u. a. Schutz vor grippalen Infekten bzw. Erkältungskrankheiten.

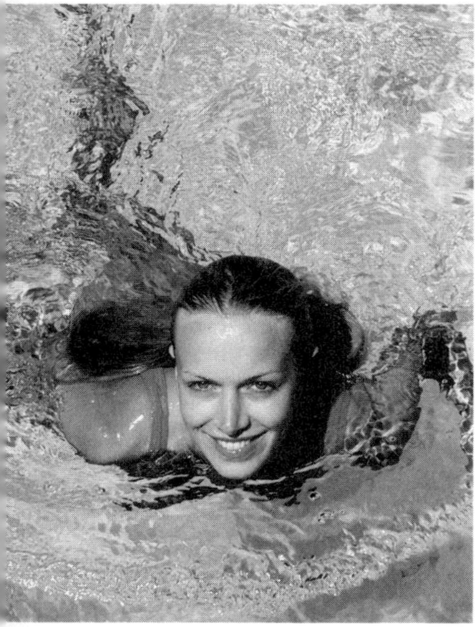

Brustschwimmen ist wohl die populärste Fortbewegung im Wasser und hat günstige Trainingswirkungen insbesondere natürlich auf die Brustmuskulatur. Da die Bewegungen mit der rechten und linken Körperhälfte jeweils symmetrisch ausgeführt werden, trainiert dieser Schwimmstil bei gleichmäßiger Belastung Arm- und Brustmuskeln. Davon profitieren insbesondere Frauen nach Brustkrebs, selbst wenn durch eine radikale Operationsmethode ein Teil der Brustmuskulatur entfernt wurde.

Tai Chi

Menschen, die im Freien Tai Chi üben, gehören in China zum Alltag. Auch in Deutschland ist die chinesische Kampf- und Bewegungskunst immer häufiger zu sehen. Tai Chi hilft, Stress abzubauen und die Gesundheit zu verbessern. Das chinesische Schattenboxen ist eine sanfte, ruhig fließende Bewegungsfolge. Körpervorgänge und Atmung werden harmonisiert, das Gleichgewicht wird geschult und die Gelenke sanft bewegt. Trotz des Etiketts als Kampfkunst und bildhafter Bewegungsnamen wie »Der Kranich breitet seine Flügel aus« oder »Zurückschreiten und den Affen vertreiben« müssen Aktive keine akrobatischen Meisterleistungen vollführen. Tai Chi zeichnet sich insbesondere durch

tipp

Vorsicht Verspannungen

Viele Hobbysportler schwimmen in Brustlage mit erhobenem Kopf, so dass es zu einer Daueranspannung der Hals- und Nackenmuskulatur kommt. Wenn dagegen der Kopf bei der Zugbewegung der Arme ins Wasser getaucht wird, unter Wasser die Ausatmung erfolgt und der Kopf nur zum Einatmen angehoben wird, entstehen solche Verspannungen nicht. Durch Eintauchen des Kopfes ins Wasser verbessert sich auch die Schwimmlage, und Arme und Beine können kraftvoller den Vortrieb einleiten.
Übrigens: Zur Vermeidung von »roten Chloraugen« haben sich Schwimmbrillen bewährt!

zeitlupenartige Bewegungen mit konzentrierter Atmung aus. Eine geschlossene Einheit mit mehreren Stellungen kann bis zu 15 Minuten dauern. Tai-Chi ist hervorragend geeignet, um in der

info

Die meditativen Elemente der ruhigen Übungen stabilisieren das vegetative Nervensystem. Nach der chinesischen Medizin ist ein Mensch nur dann gesund, wenn diese Gegenpole vereinigt sind, und die Lebensenergie Chi (Qi) ungehindert durch seinen Körper fließen kann. Tai Chi soll Blockaden aufheben und Energie (wieder) fließen lassen.

Krebsnachsorge als Entspannungs- und Bewegungstechnik eingesetzt zu werden. Angeboten werden solche Kurse von Sportvereinen, Volkshochschulen und kommerziellen Trägern.

Walking

Für Neueinsteiger hat sich das Walking besonders bewährt: ein zügiges Gehen, bei dem die Arme kräftig mit eingesetzt werden. Es ist für jeden geeignet, auch für Menschen mit Gelenkbeschwerden, und es ist überall und fast jederzeit möglich. Wegen seiner geringen Gelenkbelastung ist die Ausdauersportart auch für ältere Menschen und für Menschen mit Vorschädigungen der Gelenke der unteren Extremitäten und der Wirbelsäule geeignet. Im Gegensatz zum Dauerlauf befindet sich beim Walking immer ein Bein am Boden, wodurch sich eine geringere Stauchung der Wirbelsäule erklärt. Über eine Verlängerung der Schrittlänge und eine Erhöhung der Schrittzahl pro Zeiteinheit wird die Intensität des Trainings bestimmt.

Die Bewegung in der freien Natur pumpt viel Sauerstoff in den Organismus und hebt die Laune. Regelmäßiges Walking bringt spürbare Fortschritte, 2–3-mal in der Woche eine halbe Stunde sind optimal für den Anfang. Man braucht fürs Walking keine Spezial-Ausrüstung: gute Laufschuhe reichen fürs Erste. Diese sollte man aber in einem Spezialgeschäft mit guter Beratung besorgen. Und wenn man die ersten Runden hinter sich hat – im Park im Wald oder um den See – und Lust auf mehr bekommt, kann man immer noch spezielle Sportkleidung anschaffen.

Ist die Intensität hoch (individuell unterschiedlich) und werden zusätzlich Gewichte in Form von kleinen Hanteln getragen,

tipp

Volkshochschulen, Gesundheitszentren, Sportvereine u. Ä. bieten Walking-Kurse für Einsteiger an. Vorteile: Man hat einen festen Termin zum Walken, man lernt die Technik richtig, und man kann mit Gleichgesinnten zusammen trainieren.

spricht man von Power-Walking. Beim Nordic Walking werden Stöcke eingesetzt, ähnlich Wanderstöcken (bitte unbedingt die richtigen Nordic-Walking-Stöcke besorgen). Die Arme sind über das Aufstützen und Abstoßen mit den Stöcken an der Walking-Bewegung beteiligt. Hierfür ist eine spezielle Technik erforderlich, die in entsprechenden Kursen erlernt werden sollte.

Häufige Fragen zum Thema Sport

Frage: Ich habe gelesen, dass Sport (insbesondere Leistungssport) sehr ungesund sein kann, wenn er übertrieben wird. Stimmt das?

Antwort: Leistungs- bzw. Hochleistungssport wird als krebsfördernder Faktor diskutiert, da er u. a. mit Abwehrschwächen einhergeht, die z. B. durch Stress bzw. Stresshormone hervorgerufen werden. Dies führt zu gehäuften Infektionskrankheiten sowie zur Hemmung des programmierten Zelltods, auch von Krebszellen. Des Weiteren geht Leistungssport auch mit massiver Freisetzung von freien Radikalen sowie Botenstoffen und

Wachstumsfaktoren einher, die auch das (Krebs-)Zellwachstum anregen können. Aus vorbeugender Sicht wird ein regelmäßiges, aber mäßiges Ausdauertraining empfohlen, das nicht mit gesundheitlichen Risiken behaftet ist.

Frage: Warum soll ich eigentlich während bzw. in den ersten Wochen nach einer Strahlentherapie nicht schwimmen?
Antwort: Durch eine Strahlentherapie wird die Haut im bestrahlten Bereich belastet, was sich z. B. durch Rötung, Schwellung oder Schuppung zeigt. Dadurch treten im bestrahlten Bereich immer wieder kleinste Verletzungen und Risse der Haut auf, die Eintrittspforten für Bakterien und Ausgangspunkt für Entzündungen sein können. Da in Schwimmbad- oder Badeseewasser immer mit einer bakteriellen Belastung zu rechnen ist, sollte während bzw. unmittelbar nach einer Strahlentherapie aus hygienischen Gesichtspunkten (Gefahr der bakteriellen Besiedlung mit anschließender Entzündung) auf Schwimmen verzichtet werden!

Frage: Ich habe während der Chemo- und Strahlentherapie wegen Brustkrebs mäßig, aber regelmäßig Ausdauersport (Walking) getrieben und bin vom Müdigkeitssyndrom verschont geblieben. Ist eigentlich bekannt, warum Ausdauersport das Müdigkeitssyndrom verhindert oder mildert?
Antwort: Das Müdigkeits- (oder Fatigue-)Syndrom während bzw. nach Chemo- oder Strahlentherapie wird derzeit intensiv erforscht. Als Entstehungsursachen werden u. a. diskutiert:

veränderte Stoffwechsellage im Gesamtorganismus und Gehirn, erhöhter Bedarf an Mikronährstoffen sowie unzureichende Sauerstoffversorgung des Organismus, z. B. durch Therapie bedingte Anämie (= Blutarmut durch Mangel an roten Blutkörperchen/Erythrozyten bzw. roten Blutfarbstoff/Hämoglobin). Die Sauerstoffunterversorgung kann durch Bluttransfusionen behoben werden bzw. durch Anregung des Wachstums von Erythrozyten im Knochenmark durch das Wachstumshormon Erythropoetin, oder aber durch mäßiges Ausdauertraining. Der Einfluss sportlicher Aktivität auf die Ausprägung des Müdigkeitssyndroms könnte durch Sauerstoffoptimierung oder durch Freisetzung von Beta-Endorphinen (= Glückshormon) erfolgen. Derzeit laufende Studien sollen die Erkenntnisse zu Entstehung und Therapie des Müdigkeitssyndroms erweitern.

Frage: Darf ich nach der Radikaloperation eines Prostatakarzinoms (Wundheilung ist lange abgeschlossen, Kontinenz ist wiederhergestellt, Tumormarker ist normal) eigentlich wieder Fahrrad fahren?
Antwort: Nach Abschluss aller Therapie- und Rehabilitationsmaßnahmen wegen eines Prostatakarzinoms ist gegen Fahrradfahren nichts einzuwenden. Achten Sie allerdings auf einen angenehmen, gepolsterten Sattel und auf einen angemessenen Einstieg in diese Ausdauersportart. Um der individuellen Situation gerecht zu werden, sollten Sie vorab Ihren Urologen um Rat fragen!

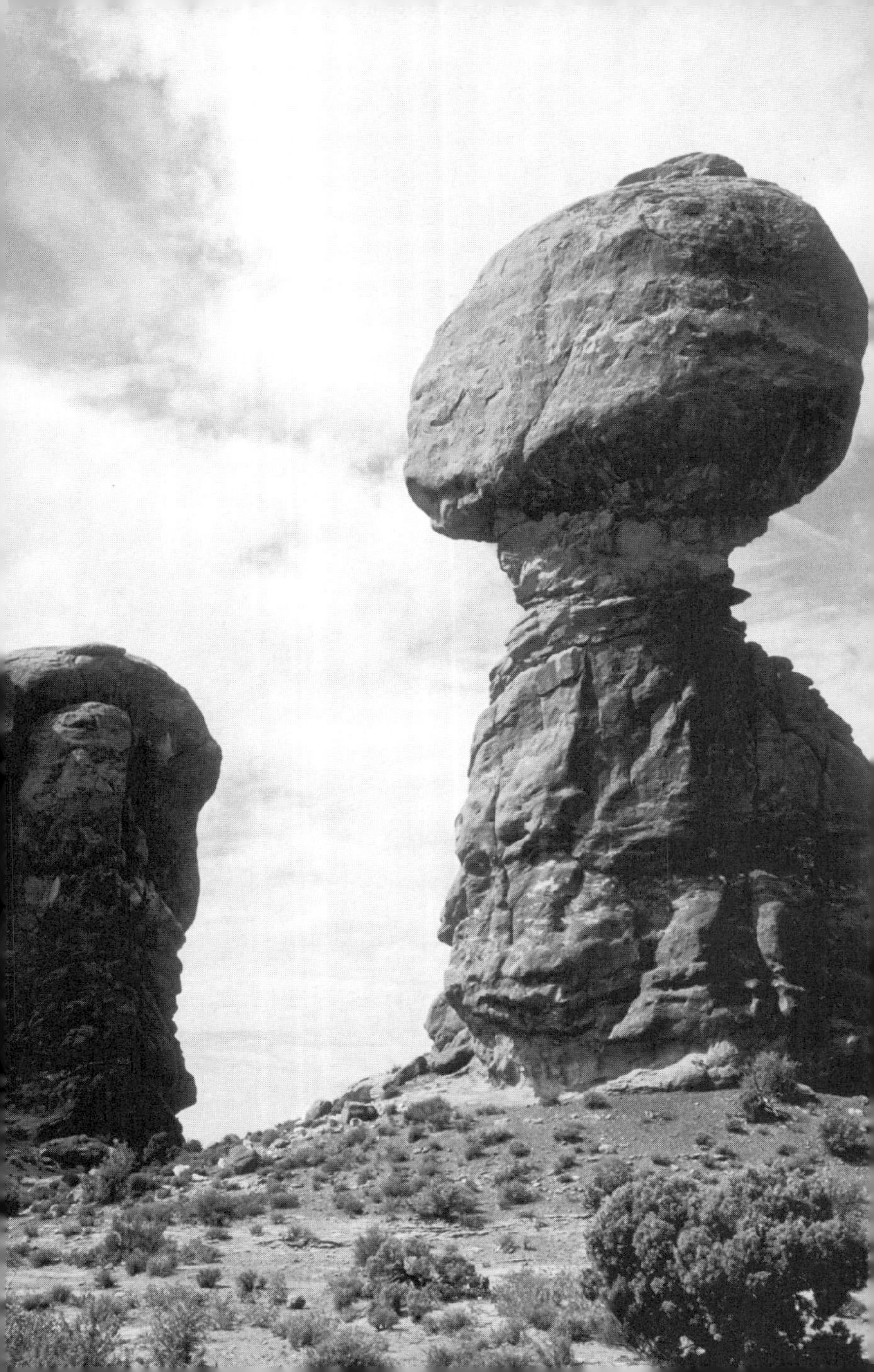

3. Balance

Die seelische Balance zurückerobern

Die Diagnose »Krebs« löst bei Betroffenen Gefühle wie Angst, Ohnmacht, Unsicherheit und Verzweiflung aus. Eine Welt bricht zusammen. Diese emotionale Krise ist auch nach erfolgreicher Behandlung nicht bewältigt. Und auch die Angehörigen können überfordert sein. Wie Sie nach der Therapie wieder neuen Lebensmut finden und was Sie dazu beitragen können, Ihre Ängste zu bewältigen, lesen Sie in diesem Kapitel.

DIE ANGST BEWÄLTIGEN

»Sie haben Krebs« – drei Worte, die das Leben auf den Kopf stellen. Nichts ist mehr, wie es war. Der Boden vermeintlicher Sicherheiten schwankt, und neben körperlichen Problemen können auch verschiedenste Ängste zur Qual werden. Die Krankheit bringt eine unglaubliche seelische Belastung mit sich. Manche Betroffene kommen mit den Veränderungen, welche die Krankheit mit sich bringt, ohne fremde Hilfe zurecht. Kommen jedoch weitere belastende Momente hinzu, können schwer wiegende De-

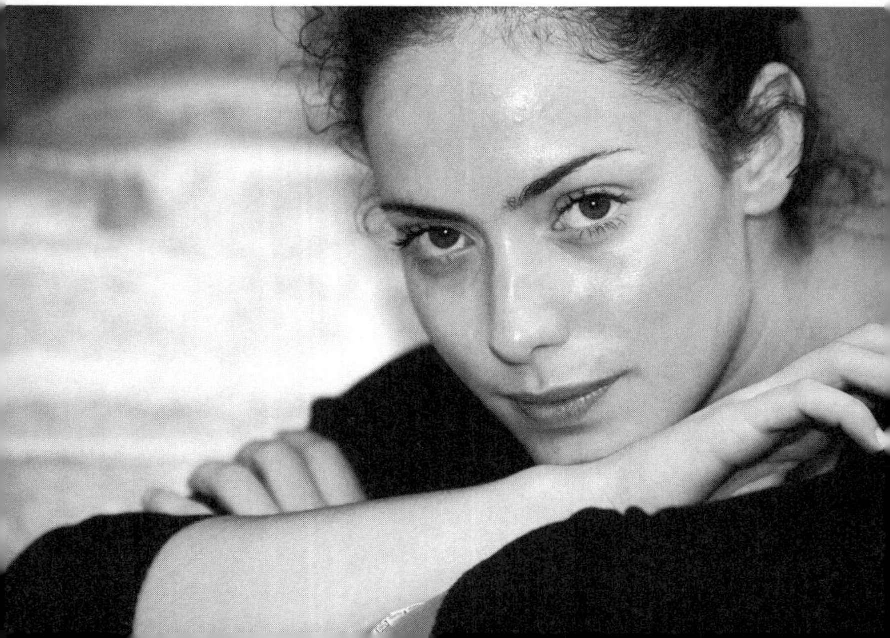

pressionen und Angsterkrankungen die Folge sein. Die Situation krebskranker Menschen hat zu einem neuen Bereich in der Medizin geführt, der Psychoonkologie. Psychoonkologen helfen krebskranken Menschen, mit der belastenden Situation sowohl der Krankheit selbst als auch der Therapie und ihrer Begleiterscheinungen besser zurechtzukommen.

Welche Ängste können auftreten?

Wer einmal an Krebs erkrankt war, kennt die Angst vor einem Rückfall. Ein Rest von Unsicherheit und Angst bleibt fast immer bestehen. Nach erfolgreicher Krebstherapie erleben deshalb viele Betroffene neben dem Gefühl der Erleichterung häufig Ängste, z. B. die Angst,

- nicht alle Therapiemöglichkeiten genügend ausgeschöpft zu haben,
- nicht optimal therapiert zu sein,
- dass noch Tumorzellen im Körper verblieben sind,
- in Kürze an einem Rezidiv (Rückfall) oder einer Metastase zu erkranken,
- in der Zukunft eine Therapiemaßnahme zu verpassen,
- verlassen zu werden und minderwertig zu sein.

Angesichts des unsicheren Verlaufs und der tiefgreifenden Lebensveränderungen, die mit Krankheit und Behandlung verbunden sein können, sind solche seelischen Erschütterungen als Krisenreaktionen zu verstehen und sollten nicht einfach überspielt werden, zumal wirksame psychotherapeutische Unterstützung möglich ist.

info

Psychoonkologen

Sie finden solche Fachleute in psychoonkologischen Diensten, im Akutkrankenhaus, in Beratungsstellen der Landesverbände der Deutschen Krebsgesellschaft e. V. und bei anderen sozialen Trägern, z. B. Tumorzentren, Arbeiterwohlfahrt, Caritasverband, Diakonisches Werk, Deutsches Rotes Kreuz, in Rehabilitationseinrichtungen für Krebskranke und in ambulanten psychologischen Praxen. Niedergelassene Psychoonkologen gibt es allerdings derzeit nur sehr wenige.

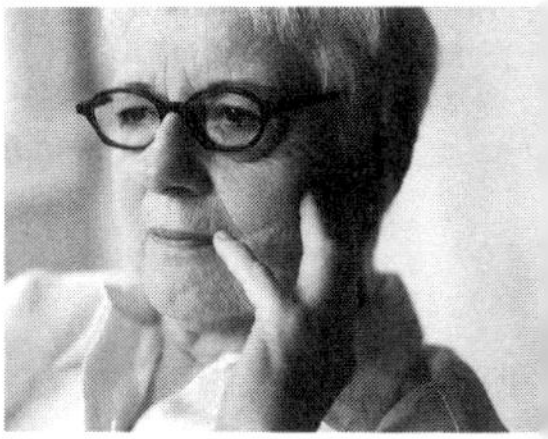

Derartige Ängste können eingebildete Krankheitszustände nach sich ziehen. Dies führt nicht selten zu Gefühlen von Einsamkeit sowie Ausbrüchen von Ärger- und Wutanfällen, die Patienten massiv in ihrer Lebensführung beeinträchtigen können. Bei all diesen Erkrankungen ist die Psychoonkologie eine sinnvolle Unterstützung.

info

Es besteht kein Anlass, wegen dieser Gefühlszustände zusätzlich besorgt zu sein; ungünstige Einflüsse von Angst oder Depression auf den Verlauf der Erkrankung sind nicht nachgewiesen.

Patientenkommentar

… hatte ich das Glück, dass meine Frauenärztin mir ein »zertifiziertes Brustzentrum« zur Diagnose, Therapie und Nachsorge des Krebs verdächtigen Knotens in meiner linken Brust empfahl. Hier erfolgten Aufklärung, Diagnosesicherung und Therapievorschläge in ehrlicher, aber verständlicher und einfühlsamer Form. Auch die Möglichkeit der Einholung einer »zweiten Meinung« wurde eingeräumt, ich fühlte mich kompetent und menschlich betreut.

Was mich als ängstliche und ziemlich ahnungslose Patientin am meisten beeindruckt hat, war die offenbare Zusammenarbeit des Brustzentrums mit anderen, mir wichtigen Disziplinen, z. B. Komplementärmedizin, Psychoonkologie, Ernährungsmedizin. Ohne die häufig anzutreffende Ablehnung anderer Therapeuten wurde ich an sehr kompetente Fachvertreter überwiesen, was mein Vertrauen in das von mir ausgewählte Brustzentrum absolut festigte.

Psychoonkologische Therapiemaßnahmen

Ängste und Depressionen schwächen Ihr Immunsystem und können die Heilung erschweren. Eine gezielte therapeutische Begleitung ist deshalb erforderlich. Die Psychoonkologie ist hierbei eine sinnvolle Unterstützung, insbesondere während der Akutphase von der Diagnosestellung bis zum Ende der Standardtherapie (Operation, Chemo- und Strahlentherapie) und auch in der Nachsorge. Psychoonkologische Therapiemaßnahmen sind komplementäre (ergänzende, die Standardtherapie optimierende) Verfahren, die für sich allein Krebs nicht beeinflussen und keinesfalls heilen können. Sie leisten aber einen wesentlichen Beitrag zum Gesundungserfolg und sollten im Rahmen eines ganzheitlichen Behandlungskonzeptes betrachtet werden.

info

Durch die verschiedensten therapeutischen Maßnahmen unterstützen Ärzte, Psychologen und Physiotherapeuten die Betroffenen bei dem Versuch, den Lebensmut wiederzugewinnen und den Kampf gegen den Krebs aufzunehmen. Psychotherapie, Bewegungstherapie, Kunsttherapie und Musiktherapie bilden die vier Säulen der Psychoonkologie. Verschiedene Kursangebote zu den einzelnen Bereichen sollen in der akuten Krisensituation die Lebensqualität des Patienten verbessern und somit langfristig auch dessen Lebenserwartung erhöhen.

Wann sollten Sie psychoonkologisch behandelt werden?

Manchmal gibt es Phasen, in denen die Belastung so groß wird, dass zur Krankheitsbewältigung die eigenen Kräfte und auch die Unterstützung durch Angehörige und Freunde nicht mehr ausreichen. Wenn folgende Symptome auftreten, sollten Sie auf jeden Fall professionelle Hilfe in Anspruch nehmen:

- Niedergeschlagenheit und Angstgefühle,

wissen

Andere Bewältigungs- und Copingstrategien

Die Psychoonkologie unterscheidet neben der ängstlichen und depressiven Verarbeitung weitere Copingstile (to cope with = umgehen mit, fertig werden mit). Dazu gehören:

- Akzeptanz: Die Erkrankung wird als schicksalhaft hingenommen.
- Selbstanschuldigung: Die Betroffenen suchen bei sich selbst die Ursache für die Erkrankung.
- Andere Menschen oder Lebensumstände werden verantwortlich gemacht.
- Bagatellisierung: Die Bedrohlichkeit der Erkrankung wird nicht ernst genommen.
- Hoffnungslosigkeit: Die Betroffenen sehen alles schwarz, sie glauben nicht an die Gesundung.
- Verleugnung: Es findet keine Auseinandersetzung mit der Krankheit statt.
- Rückzug in den Glauben: Betroffene suchen das Gespräch mit Gott und der Kirche.
- Kampfgeist: Der Betroffene setzt großes Vertrauen in die eigene Kraft.

- Gefühl der Orientierungslosigkeit,
- häufige Weinkrämpfe,
- Schlaflosigkeit, Albträume,
- das Gefühl, unter großem Druck zu stehen,

info

Ängste und Sorgen können sich in vielen verschiedenen körperlichen und seelischen Symptomen ausdrücken: Herzrasen, Schweißausbrüche, Atemnot, Schwindelgefühle, Magen- und Darmprobleme, Schlafstörungen. Dazu gesellen sich häufig Nervosität, Zittern, das Gefühl starker Anspannung, Gereiztheit, Konzentrationsstörungen oder z. B. das Gefühl tiefer Erschöpfung.

- Partnerschaftsprobleme und Störungen im sexuellen Erleben,
- zwanghafte Verhaltensweisen (z. B. Alkohol- oder Tablettenmissbrauch, Verweigerung notwendiger Medikamente),
- Selbstmordgedanken.

tipp

Krebsberatungsstellen unterstützen Sie in Ihrem Klärungsprozess und suchen mit Ihnen gemeinsam nach Lösungen. Die qualifizierten Mitarbeiter in Beratungsstellen helfen Ihnen auch bei der Suche nach einem Therapeuten, falls eine längerfristige psychotherapeutische Behandlung notwendig sein sollte.

Patientenkommentar

... Ich habe mit großem Interesse zur Kenntnis genommen, dass psychoonkologische Kriseninterventionen die ganzheitliche Krebstherapie optimieren können. Daher habe ich mich bemüht, einen kompetenten Psychoonkologen zu finden, der mich nach kurativ behandeltem Prostatakarzinom in die Techniken der Entspannung und Visualisierung einweiht und mir Abwehrstrategien gegen Verlust- und Versagensängste vermittelt. Ich habe am eigenen Leib schmerzhaft erfahren, dass auch Männer eine Psyche haben (auch wenn die im Zustand vermeintlicher Gesundheit meist wenig Beachtung findet) und von einer professionellen psychoonkologischen Betreuung profitieren. Auf Nachfrage (Krankenkasse, Ärztekammer, Fachgesellschaften) wurden mir zwar Psychoonkologen benannt, allerdings waren Wartezeiten zwischen drei und sechs Monaten die Norm, zumindest für gesetzlich versicherte Patienten. Offenbar gibt es für diese wichtige medizinische Disziplin bislang nicht genügend ausgebildete Therapeuten, was ich als ausgesprochenes Manko empfinde!

Für das Leben entscheiden

Der neuen Situation positive Aspekte abzugewinnen, stellt eine schwierige Aufgabe für Sie als Betroffene dar. Gelingt es Ihnen dennoch, nehmen Gefühle der Verbitterung und Verzweiflung zumeist ab. Es kann zu einem Wendepunkt kommen. Viele Be-

info

Gibt es eine psychische Mitursache des Krebses? Welche Faktoren in Psyche und sozialem Umfeld beeinflussen den Krankheitsverlauf positiv oder negativ? Welche Bewältigungsmechanismen stehen zur Verfügung? Das sind zentrale Fragen in der psychoonkologischen Behandlung.

troffene beschreiben, dass sie ihr Leben danach bewusster und intensiver erleben konnten.

Eine psychoonkologische Betreuung hilft Ihnen,
- Ihre psychische Situation zu verbessern und zu stabilisieren,
- Abwehrstrategien zu erkennen, zu erlernen und anzuwenden,
- Ihr Selbstwertgefühl wieder aufzubauen,
- sich mit Körperbild, Körperfunktionen, Körperempfindungen auseinanderzusetzen,

tipp

Die vorab genannten Ziele der psychoonkologischen Begleitung wurden von Annette Rexrodt von Fircks in ihrem Buch »und flüstere mir vom Leben. Wie ich den Krebs überwand« in einem Satz treffend zusammengefasst: »Entscheiden Sie sich für das Leben!« Unter dieses Motto fallen alle nachfolgenden Tipps und Anregungen zur seelischen Ausgeglichenheit.

tipp

Hier hilft man Ihnen weiter

Krebsberatungsstellen als erste Anlaufstelle für psychoonkologische Information und Beratung gibt es in den meisten größeren Städten und regionalen Zentren. Die Beratungsstellen bieten eine Auswahl an psychologischen Hilfen in der Regel selbst an und verweisen wegen konkreter Therapieangebote auch an geeignete Ansprechpartner vor Ort. Bei der Suche nach psychoonkologisch spezialisierten Psychotherapeuten kann man sich an die Deutsche Arbeitsgemeinschaft für psychosoziale Onkologie e. V. (dapo) wenden (www.dapo-ev.de)

- Copingstrategien (Strategien zur Krisenbewältigung) zu erlernen und anzuwenden,
- Ihre sozialen Beziehungen und Aktivitäten bzw. Ihr Bindungsverhalten zu verbessern,
- das Erfahrene in die eigene Persönlichkeit bzw. eigenen Lebensumstände einzubinden,
- die Eigenverantwortung (»vom Opfer zum Mitbehandler werden«) zu fördern,
- bei der Suche nach neuem Lebenssinn bzw. neuen Lebenszielen,
- die körpereigenen Abwehrkräfte anzukurbeln und zu stärken.

Nach einer überstandenen Krebserkrankung ist die Wiedererlangung des seelischen Gleichgewichts eine wesentliche Grundlage für die Lebensqualität und die Gesundheit.

PSYCHOTHERAPEUTISCHE BEHANDLUNGSFORMEN

Eine psychotherapeutische Behandlung kann viel dazu beitragen, dass Sie seelisch gesund bleiben – trotz der Belastungen, die durch eine Krebserkrankung entstehen können. Häufig berührt die Krankheit »alte« Themen, die schon vor der Diagnose eine Rolle gespielt haben, etwa Konflikte in Partnerschaft oder Familie, Selbstwertprobleme, Ängste und Depression. All diese Probleme können Sie in einer psychotherapeutischen Behandlung gezielt aufgreifen und aufarbeiten.

Manchmal haben Patienten die Befürchtung, als »verrückt« zu gelten, wenn sie einen Psychotherapeuten aufsuchen. Doch viele Menschen, auch sehr erfolgreiche und stabile Persönlichkeiten, können im Laufe ihres Lebens in eine Krise geraten, aus der sie allein nicht mehr herausfinden und professionelle Hilfe benötigen.

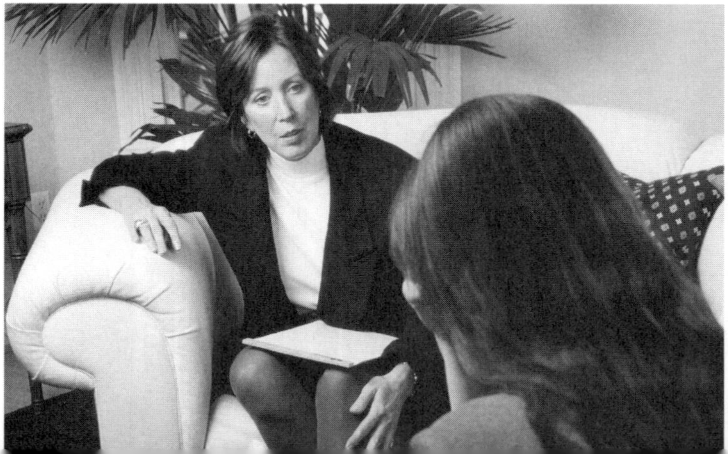

info

Was ist eigentlich Psychotherapie?

Die Übergänge zwischen Beratung und Psychotherapie sind fließend und nicht immer leicht abzugrenzen. Mit Psychotherapie ist die »heilende Behandlung der Seele« gemeint. Sie kann bei krebskranken Menschen durchgeführt werden, wenn seelische oder psychosomatische Probleme nicht nur vorübergehend sind, z. B. bei länger anhaltender Angst und Depression oder bei Anpassungsproblemen in gravierend veränderten Lebenssituationen.

Wenn Sie also psychotherapeutischen Rat brauchen, sind Sie nicht verrückt! Die Bereitschaft zur psychotherapeutischen Behandlung bringt Ihre Fähigkeit und Ihren Willen zum Ausdruck, aktiv seelische Hilfe und Unterstützung anzunehmen.

Welche Therapien gibt es?

Es muss nicht immer gleich eine (Einzel-)Psychotherapie im engeren Sinn sein, wenn es um psychologische Hilfe geht. Entspannungstechniken, Angebote zum kreativen Ausdruck oder das Gespräch in der Gruppe können auf verschiedenen Wegen ebenso dazu beitragen, eine Erkrankung und ihre Folgen leichter zu bewältigen.

Es gibt eine Vielzahl von Behandlungsverfahren: Psychoanalytisch begründete Verfahren, Verhaltenstherapie, Gesprächstherapie, Familientherapie, Gestalttherapie (tiefenpsychologisches Verfahren), um nur die bekanntesten zu nennen. Unter anderen gibt

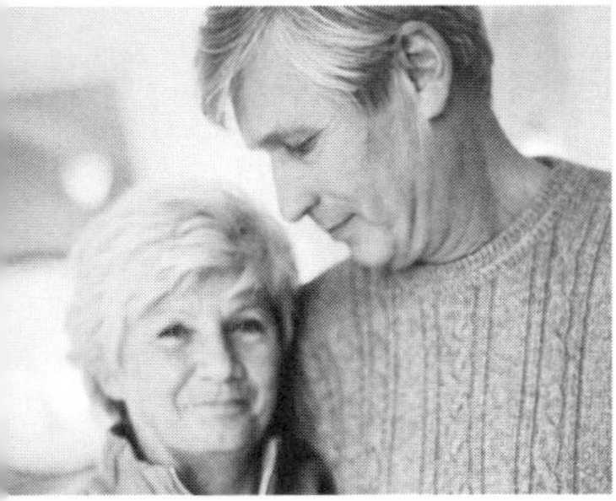

es auch psychotherapeutische Sonderformen wie Kunst-, Musik- oder Körpertherapie. Sie alle versuchen – jeweils aus einem ganz bestimmten Blickwinkel heraus – die vorhandenen Probleme anzugehen. Viele Psychotherapeuten arbeiten heute jedoch nicht mehr ausschließlich nach den Lehren einer einzigen »Schule«. Sie bilden sich häufig in mehreren therapeutischen Richtungen aus. Wichtig ist für Sie persönlich, dass Sie sich von Ihrem Therapeuten menschlich angenommen fühlen und spüren, wie er einfühlsam auf Ihre Probleme eingeht.

Wann zahlt die Krankenkasse?

In Deutschland ist Psychotherapie durch approbierte Therapeuten (psychologische Psychotherapeuten und Ärzte mit entsprechender Weiterbildung) eine Leistung der gesetzlichen Krankenkassen. Sie übernehmen die Kosten für Psychotherapie jedoch nur für drei wissenschaftlich anerkannte Verfahren: die analytische Psychotherapie, die tiefenpsychologisch fundierte Psychotherapie und die Verhaltenstherapie. Die Therapeuten müssen in der Regel zur kassenärztlichen Versorgung zugelassen sein. Unter bestimmten Voraussetzungen übernimmt die Kasse auch Kosten für übende und suggestive Techniken (z. B. Autogenes Training, Hypnose). Die mehr oder weniger kurzfristige Beratung und Betreuung in den regionalen Krebsberatungsstellen ist derzeit meist kostenlos, abhängig vom Träger des jeweiligen Angebots.

tipp

Ob weitere Angebote der Krebsberatungsstellen, zum Beispiel Entspannungskurse, kostenpflichtig sind, muss im Einzelfall erfragt werden. Die Beratungsstellen informieren darüber, ob die gesetzlichen Krankenversicherungen einen Zuschuss geben.

Mit Entspannungstechniken Ängste abbauen

Entspannungsverfahren nehmen eine Zwischenposition zwischen Sport und Psychotherapie ein und verfolgen das Ziel, Ihre körperlichen und seelischen Stress- und Spannungszustände abzubauen. Sie sind elementare Bestandteile einer psychoonkologischen Betreuung, die Ihr seelisches Gleichgewicht und das Vertrauen in Ihren Körper wiederherstellen soll.

tipp

Finden Sie die für Sie angenehmste Methode. Regelmäßig ausgeführt, hilft Entspannungstraining Ihnen, den Gesundungsprozess zu unterstützen und Ängste zu mildern.

Als Ziele dieser Entspannungsübungen gelten
- Erholung,
- Selbstruhigstellung (Entspannung ohne äußere Hilfen),

- Selbstregulierung unwillkürlicher (nicht zu beeinflussenden) Körperfunktionen,
- Leistungssteigerung, z.B. des Gedächtnisses,
- Schmerzkontrolle (Schmerzabstellung),
- Selbstbestimmung, Selbstkontrolle und Selbstkritik durch Selbstbetrachtung (Introspektion).

info **Mit fachlicher Hilfe erlernen**

Es ist ratsam, Entspannungstechniken unter Anleitung eines erfahrenen Therapeuten zu erlernen. Regelmäßig angewendet, können Sie damit eine allgemeine Verringerung der Angst erreichen und so zu Ihrer psychischen Stabilisierung beitragen. Entspannungstechniken sind fester Bestandteil therapeutischer Gruppenangebote, die sich an Krebspatienten richten. Sie können aber auch unabhängig davon in Kursen von Institutionen wie den Volkshochschulen erlernt werden; auch viele Krankenkassen bieten Kurse an.

Autogenes Training (AT)

Beim Autogenen Training, das in den 1920er Jahren vom Berliner Nervenarzt Johann Heinrich Schultz entwickelt wurde, handelt es sich um eine konzentrierte Selbstentspannung – sie entsteht durch die intensive Vorstellung von Ruhe und Schwere. Ziel des Trainings ist die Muskelentspannung und die Regulation des vegetativen Nervensystems. Die besten Resultate erzielen Sie, wenn Sie Autogenes Training regelmäßig (am besten täglich) einsetzen. Dann kann es von Stress befreien, das vegetative Nervensystem beruhigen, Kopf- und Verspannungsschmerzen mildern, Konzentration und Leistungsfähigkeit steigern, das Immunsystem stärken und die Angst mildern.

Die Progressive Muskelrelaxation

Die Progressive Muskelrelaxation nach Jacobson beruht auf dem vorausgesetzten Zusammenspiel von emotionaler und allgemeiner Anspannung der Muskulatur. Durch bewusste (willkürliche) Anspannung bestimmter Muskelgruppen und anschließende bewusste Entspannung soll der Teufelskreis (Stress, psychische, körperliche, funktionelle Beschwerden) durchbrochen werden. Nachgewiesene Effekte der Entspannungstechnik sind Abnahme von Puls- und Atemfrequenz, Blutdruckreduktion und positive Reaktion auf Angstreize (Reduktion der Intensität und Häufigkeit von Angstzuständen). Die Übungen sollten Sie mehrmals pro Woche wiederholen.

Die Visualisierung nach Carl Simonton

Diese Methode wurde speziell für die Bedürfnisse von Tumorpatienten entwickelt. Dr. O. Carl Simonton, ein amerikanischer Radiologe, begann Anfang der 1970er Jahre gemeinsam mit seiner Ehefrau, einer Psychologin, ein Programm für Krebspatienten zu erarbeiten, mit dem diese ihre Selbstheilungskräfte stärken sollten. Dabei vertieft der Anwender sich nach einleitender Entspannung in seinen Körper und stellt sich die einzelnen Organe und deren Funktion bildhaft vor, z. B. das Abwehrsystem mit seinen vielfältigen Mechanismen. Über das vorhandene Vorstellungsvermögen (mental) soll versucht werden, z. B. Abwehrzellen (insbesondere die so genannten Killerzellen) zu aktivieren und in eventuelle Krisenregionen des Körpers (z. B. verbliebene Krebsreste, Rezidive, Metastasen) zu schicken. Auf Befehl werden diese Abwehrzellen dann in die Lage versetzt, ihre Krebszellen zerstörenden Wirkungen zu entfalten. Der Betroffene stellt sich seine Krebszellen bildhaft vor, z. B. als böse Wölfe, die kleine weiße Schafe (gesunde Zellen) fressen und dann von riesigen goldenen Adlern (Bestrahlung) in der Luft zerrissen werden.

info

Wirkungsweise

Die von Simonton berichteten spektakulären Heilungserfolge mit dieser Methode werden häufig zitiert – sie lassen sich wissenschaftlich allerdings nicht nachweisen. Heute gehen Experten »nur« noch davon aus, dass Übungen nach Simonton Ängste mildern und damit zur Verbesserung der Lebensqualität beitragen können.

Der Grundgedanke des Simonton-Trainings (Visualisierens) beruht auf der (bislang nicht bewiesenen) Annahme, dass Krebszellen schwach und leicht verwundbar seien und das körpereigene Abwehrsystem in der Lage sei, Krebszellen zu vernichten. Eine andere Form der Visualisierung erfolgt über mentale Zuneigung (Liebe) an definierte Organe bzw. Regelkreise des Organismus und unterscheidet sich demnach grundlegend von der mehr kämpferischen Visualisierung (Aktivierung von kampfbereiten Killerzellen, die gegen den »Feind« Krebs gerichtet werden) des Simonton-Trainings.

info

Kurse zum Simonton-Training bzw. zu Visualisierungsübungen werden bundesweit von Fachgesellschaften, Selbsthilfegruppen und der Deutschen Krebshilfe angeboten.

Mit Yoga und Meditation die Seele heilen

Mit »Kobra« und »Hund«, »Baum« und »Sonnengruß« den Körper geschmeidig machen, den Geist erfrischen und die Seele heilen. Yoga – eine jahrtausendealte Heilmethode und Bewegungstherapie aus Indien verspricht Vorbeugung und ganzheitliche Heilung bei vielen Krankheiten. In der Tat: Yoga stärkt die Muskelkraft, fördert die Beweglichkeit, regt die körpereigene Abwehr an und stabilisiert das innere Gleichgewicht. Spezielle Körperübungen werden mit einer bestimmten Atemtechnik kombiniert. Obwohl die fernöstliche Technik eher eine langsame und bedächtige Form der Bewegung ist, ist Yoga dennoch bei richtiger Ausführung anstrengend und kräftigend.

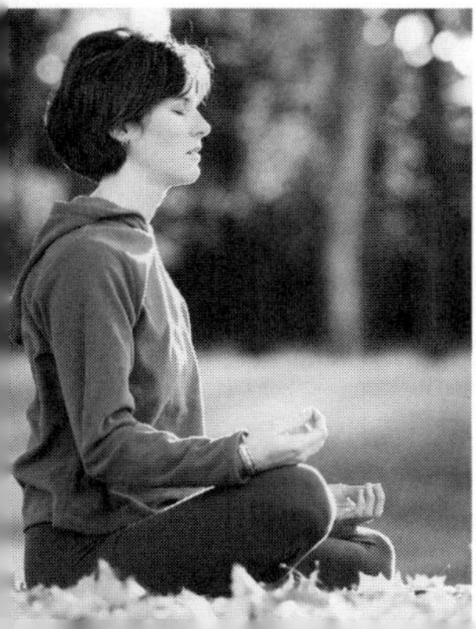

info

Die Bedeutung des Yoga für den Menschen heute liegt in der Möglichkeit, Klarheit und Stabilität zu gewinnen. Kontemplation und Konzentration auf den Atem lassen innere Ruhe und Entspannung entstehen. Yoga ist weder Sport noch Religion, sondern ein körperliches und geistiges Training.

Wen es eher zu Meditation hinzieht, der findet in einigen fernöstlichen Formen, etwa der Zen-Meditation, ausgleichende und harmonisierende Übungen. Bei der Meditation geht es nicht um Erleuchtung im religiösen Sinne, sondern um gedankliches Abschalten und Stressabbau. Ziel ist es, den ständigen Fluss von Gedanken zu unterbrechen und einfach einmal an nichts zu denken.

Sowohl Yoga als auch die Meditationen sollten unter fachkundiger Leitung erlernt werden.

Körperpsychotherapie: Körper und Seele in Einklang bringen

Diese Behandlungsform erfordert nicht zwangsläufig Berührungen, die zuweilen von den Betroffenen rigoros abgelehnt werden. Ein solches Verhaltensmuster ist meist auf die vielfältigen Verletzungen (Grenzüberschreitungen) zurückzuführen, die im Rahmen der Krebsbehandlung erfolgten, u. a. durch Operationen, Injektionen, Infusionen.

Körperpsychotherapeutische Verfahren eignen sich insbesondere für Krebspatienten, die nach abgeschlossener Behandlung weiterhin unter Anpassungsstörungen leiden, z. B. depressive Verstimmungszustände sowie körperlich-geistige (psycho-physische) Erschöpfung. Die therapeutischen Möglichkeiten der Körperpsychotherapie umfassen

- Reaktivierung von Erinnerungen,
- Deutung und Bearbeitung dieser Erinnerungen,
- Erforschen von Verhaltensmuster und Bewegungsmöglichkeiten,
- bewusstes Meiden oder Verändern von Verhaltens- bzw. Bewegungsmustern.

Durch mit Angst oder (emotionalem) Schmerz verbundene Erfahrungen haben wir gelernt, unsere Gefühle in unserem Körper zu negieren. Wir entfremden uns damit immer mehr von unserem Körper und seinen Empfindungen. Körperorientierte Psychotherapie hilft, den Körper wieder besser wahrzunehmen, seine Signale

info

Belastende Erfahrungen, die nicht und nicht rechtzeitig richtig verarbeitet werden konnten, hinterlassen ihre Spuren im Körper. Es treten z. B. chronische Verspannungen auf, Magenbeschwerden, Kopfschmerzen. In den meisten Psychotherapierichtungen stehen Gefühle, Gedanken oder Verhalten im Vordergrund. Bei den Körperpsychotherapien werden diese Aspekte noch um die Beachtung des Körpers erweitert.

kennen zu lernen und darauf zu vertrauen. Neben der körperorientierten Arbeit kommen viele andere Methoden zur Anwendung, u. a. das Gespräch zwischen Therapeuten und Betroffenen.

Künstlerische Therapien: Wie Kunst die Seele belebt

Zu den künstlerischen Therapien gehören u. a. Musizieren, Malen, bildnerisch tätig sein, Lesen, Schreiben, Tanzen (Ausdruckstanz, Eurythmie). Sie können zuweilen dazu beitragen, unbewusste Ängste auszudrücken und versierten Therapeuten neue Behandlungsmöglichkeiten eröffnen. Am meisten profitieren von künstlerischen Therapien Menschen, denen es schwerfällt, sich anderen im Gespräch mitzuteilen. Eine Ausdeutung künstlerischer Darstellungen durch Therapeuten kann eventuell mittels eines Gespräches von diffusen Ängsten und Nöten befreien.

Der Betroffene wird zu neuen Perspektiven menschlicher Betätigung, zu kreativem Tun und einer befriedigenderen Handlungs-

info

Eurythmie (griech. Gleichmaß von Bewegung oder schöne Bewegung) ist eine in der Anthroposophie gepflegte Bewegungskunst, die zwischen 1908 und 1925 von Rudolf Steiner entwickelt wurde. Heileurythmie wird mittlerweile von Krankenkassen als Bewegungstherapie anerkannt. Die Kosten werden erstattet.

fähigkeit geführt. Ähnlich wie moderater Ausdauersport können auch kreative und künstlerische Aktivitäten wichtige Regelkreise für die Gesunderhaltung des Körpers aktivieren bzw. stabilisieren. Gut dokumentiert sind u. a. die Freisetzung von Botenstoffen, welche die Gehirnfunktion und das Immunsystem aktivieren. Somit können derartige Therapien vorbeugend zur Verbesserung der körpereigenen Abwehrlage, der Stimmungslage und des Schmerzempfindens beitragen.

Gesprächstherapie: Über Gefühle reden

Unter Vorgabe eines Themas (z. T. auch individuell, d. h. jeder spricht über das, was ihn/sie bewegt) werden die Gesprächsbeiträge gesammelt und zu einem klärenden Ergebnis geführt. Derartige Gesprächstherapien sollen Patienten bzw. von der Krebskrankheit befreite Personen ermutigen und anregen, Ängste auszusprechen und zu lernen, damit umzugehen bzw. sie abzulegen. Zuweilen bewirkt bereits das Sprechen über Ängste, positive oder negative Erfahrungen sowie krankheits- oder therapiebedingte Gemein-

tipp

Bei gesundheitlichen Problemen tragen künstlerische Therapien zur emotionalen Aufgeschlossenheit der Patienten bei; innerer Widerstand kann sich lösen, Spannungen und Aggressionen können verarbeitet werden.

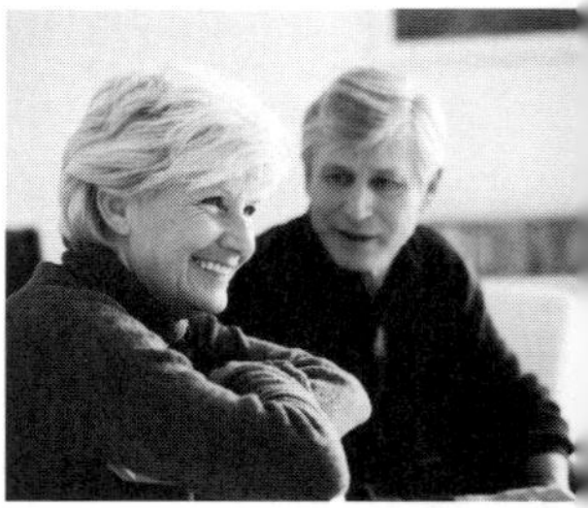

samkeiten eine Entlastung für Seele und Körper. Die Gesprächstherapie wurde vom US-Amerikaner Carl R. Rogers (1902–1987) entwickelt. Die Theorie der Gesprächstherapie geht davon aus, dass seelische Störungen in erster Linie dadurch entstehen, dass bestimmte Gefühle nicht gefühlt werden dürfen und bestimmte Erfahrungen, die wiederum mit bestimmten Gefühlen verbunden sind, nicht oder nicht vollständig oder nur verzerrt gemacht werden dürfen.

info

Die Gesprächstherapie kann einzeln oder in Gruppen erfolgen und wird u. a. von Psychoonkologen und Selbsthilfegruppen angeboten.

Verhaltenstherapie: Neue Muster ausprobieren

Die Verhaltenstherapie geht davon aus, dass jedes Verhalten nach gleichen Prinzipien erlernt, aufrechterhalten und auch wieder verlernt werden kann. Dabei wird unter Verhalten nicht nur die äußerlich sichtbare Aktivität des Menschen verstanden, sondern auch die inneren Vorgänge wie Gefühle, Denken und körperliche Prozesse. Die Auseinandersetzung mit der Umwelt erfordert zahlreiche Lern- und Anpassungsleistungen. Wir fühlen uns wohl, wenn wir in der Lage sind, auf diese psychischen und physischen Anforderungen flexibel und unter angemessener Berücksichtigung unserer Bedürfnisse selbstverantwortlich zu reagieren. Reichen die eigenen Fähigkeiten nicht aus, um zentrale Bedürfnisse wie die nach sozialer Sicherheit, befriedigenden Beziehungen oder selbst bestimmter Lebensgestaltung zu erfüllen oder stehen äußere Umstände wie eine Krebserkrankung dem entgegen, wird das Wohlbefinden beeinträchtigt. Die Folgen können seelische und körperliche Erkrankungen sein.

info

Eine aktuelle Studie zeigt, dass Lachen einen vergleichbaren Effekt auf das Herz-Kreislaufsystem ausübt wie sportliches Ausdauertraining. Ultraschalluntersuchungen belegen, dass sich die Gefäßwände beim Lachen um 20 % weiten und dass sich die Blutversorgung verbessert.

Die Wirkung der Verhaltenstherapie besteht darin, in und außerhalb der Behandlung Lernprozesse in Gang zu setzen. Der Betroffene soll in die Lage versetzt werden, eigene – oft gewohnheitsmäßig ablaufende – Verhaltensmuster zu verändern, die bislang seinem Wohlbefinden im Wege stehen. Wichtigstes Ziel der gemeinsamen Arbeit ist, Sie in die Lage zu versetzen, letztlich Ihr eigener Therapeut zu werden.

wissen **Unsere psychoonkologischen Tipps zur Erhaltung Ihrer Gesundheit:**

- Fragen Sie sich stets: Was tut mir eigentlich gut? Was will ich?
- Machen Sie immer häufiger, was Ihnen gefällt und guttut!
- Übernehmen Sie Verantwortung für sich, Ihr Wohlbefinden und Ihren Körper!
- Erlernen Sie »gesunden Egoismus«, der niemals gegen Familie, Freunde bzw. Anvertraute gerichtet ist.
- Beachten Sie, dass anerzogene Charaktereigenschaften, u. a. »immer für andere da zu sein«, zuweilen ausgenutzt werden und wohl dosiert sein sollten.
- Lernen Sie, »Hilfsangebote aller Art« ohne Vorbehalte anzunehmen, insbesondere von vertrauten Personen.
- Hinterfragen Sie die vielen gut gemeinten (manchmal aber geschäftsorientierten) Ratschläge zur Gesunderhaltung.
- Nutzen Sie professionelle psychoonkologische Hilfe in Krisensituationen (Krisenbewältigung), die von den gesetzlichen Krankenkassen finanziert werden.
- Gönnen Sie sich, Ihrem Geist und Ihrem Körper Regenerations- und Entspannungszeiten, insbesondere bei intensiver beruflicher Tätigkeit. Planen Sie Auszeiten ein.
- Regenerieren Sie Körper und Seele. Bewegen Sie sich, machen Sie regelmäßig Entspannungsübungen oder wenden Sie sich künstlerischen Tätigkeiten zu.
- Visualisierungsübungen können das Vertrauen in die körpereigenen Abwehrkräfte wiederherstellen.

- Eine angstfreie Grundeinstellung hat einen positiven Einfluss auf verschiedene körperliche Regelkreise, z. B. Abwehrsystem, Hormonsystem, Herz-Kreislauf-System. Versuchen Sie, die Angst zu bewältigen – gegebenenfalls mit professioneller Hilfe.
- Gönnen Sie sich Freude und Spaß. Lachen setzt körpereigene Glückshormone und andere immunologische Botenstoffe frei, die Stimmungslage und Schmerzen positiv beeinflussen!
- Die zeitweilige Abkehr vom Alltagsleben (Beruf, familiäre Verpflichtungen) durch Urlaub inklusive Ortswechsel regeneriert Körper und Seele.
- Pflegen Sie Ihren Freundes- und Bekanntenkreis, denn vertraute Menschen vermitteln Ihnen Sicherheit und Geborgenheit.

Häufige Fragen zum Thema Psychoonkologie

Frage: Alles mit »Psycho« macht mir Angst, auch die Psychoonkologie. Was steckt eigentlich dahinter?

Antwort: Die Psychoonkologie bzw. psychosoziale Betreuung hilft Ihnen, auf Krisensituationen im Verlauf einer Krebserkrankung angemessen zu reagieren. Im Idealfall sollte die Betreuung immer zeitnah erfolgen, z. B. bei Diagnosestellung, Therapieplanung und -durchführung sowie in der Nachsorge. Sie kann aber bei Bedarf jederzeit aufgenommen bzw. nach Unterbrechung weitergeführt werden. Die Methoden der Psychoonkologie sind individuell auf jede Person abzustimmen und umfassen u. a. Gespräche, Entspannungsübungen, Visualisieren. Eine psychoonkologische Betreuung erfolgt nicht in psychiatrischen Kliniken oder Stationen, sondern ambulant durch speziell geschulte Psychologen oder Ärzte.

Frage: Mein Onkologe hat mir gesagt, dass Psychoonkologie bzw. psychosoziale Betreuung nur unnötige Kosten verursache, ohne jeglichen Effekt. Was ist von dieser Aussage zu halten?
Antwort: Hier irrt Ihr Onkologe! Inzwischen liegen wissenschaftlich fundierte klinische Studien vor, die den Wert einer psychoonkologischen Betreuung bei bestimmten Krebsarten (z. B. Brustkrebs) belegen. Den unschätzbaren Wert einer psychoonkologischen oder psychosozialen Betreuung zur Verbesserung der Lebensqualität von Krebspatienten wird insbesondere im »Disease Management Programm Brustkrebs« (= qualitätsverbessernde Maßnahme) Rechnung getragen. Von unnötigen Kosten zu sprechen ist unangemessen! Da es ein Ziel der psychoonkologischen Betreuung ist, Eigenverantwortung für die Gesundheit bzw. Krankheitsbewältigung bei Patienten zu entwickeln, sind langfristig gesundheitsfördernde Effekte einer derartigen Betreuung zu erwarten. Offenbar können sich immer noch zu wenig ärztliche Kollegen mit psychoonkologisch geschulten, Eigenverantwortung übernehmen-

den Patienten angemessen auseinandersetzen, was aber unbedingt zu fordern wäre.

Frage: Ich habe gelesen, dass eine psychoonkologische bzw. psychosoziale Betreuung im Rahmen des »Disease Managemant Programms Brustkrebs« zur Standardtherapie gehört. Wie komme ich an Adressen von ausgebildeten (zertifizierten) Psychoonkologen?
Antwort: Adressen von zertifizierten Psychoonkologen können u. a. bei den Krankenkassen sowie bei den verschiedenen Fachgesellschaften bzw. Ärztekammern und kassenärztlichen Vereinigungen abgefragt werden.

Frage: Seit dem Abschluss meiner Brustkrebstherapie (Operation, Chemo- und Strahlentherapie) leide ich unter Ängsten, Schlaflosigkeit und depressiven Verstimmungen. Könnte mir eine psychoonkologische Betreuung helfen?
Antwort: Der geschilderte Symptomenkomplex tritt relativ häufig in unterschiedlicher Ausprägung nach Beendigung von Krebsstandardtherapien auf. Insbesondere die Fragen: »War die Therapie ausreichend und wurden alle Therapiemöglichkeiten ausgeschöpft?«, »Habe ich keine Therapie verpasst?« u. ä. rufen Unsicherheit und Ängste hervor. Eine psychoonkologische Therapie wäre unbedingt anzuraten, da nicht verarbeitete Krisen Stress hervorrufen, der lebenswichtige körpereigene Regelkreise (z. B. Immunsystem, Hormonsystem) negativ beeinflussen kann.

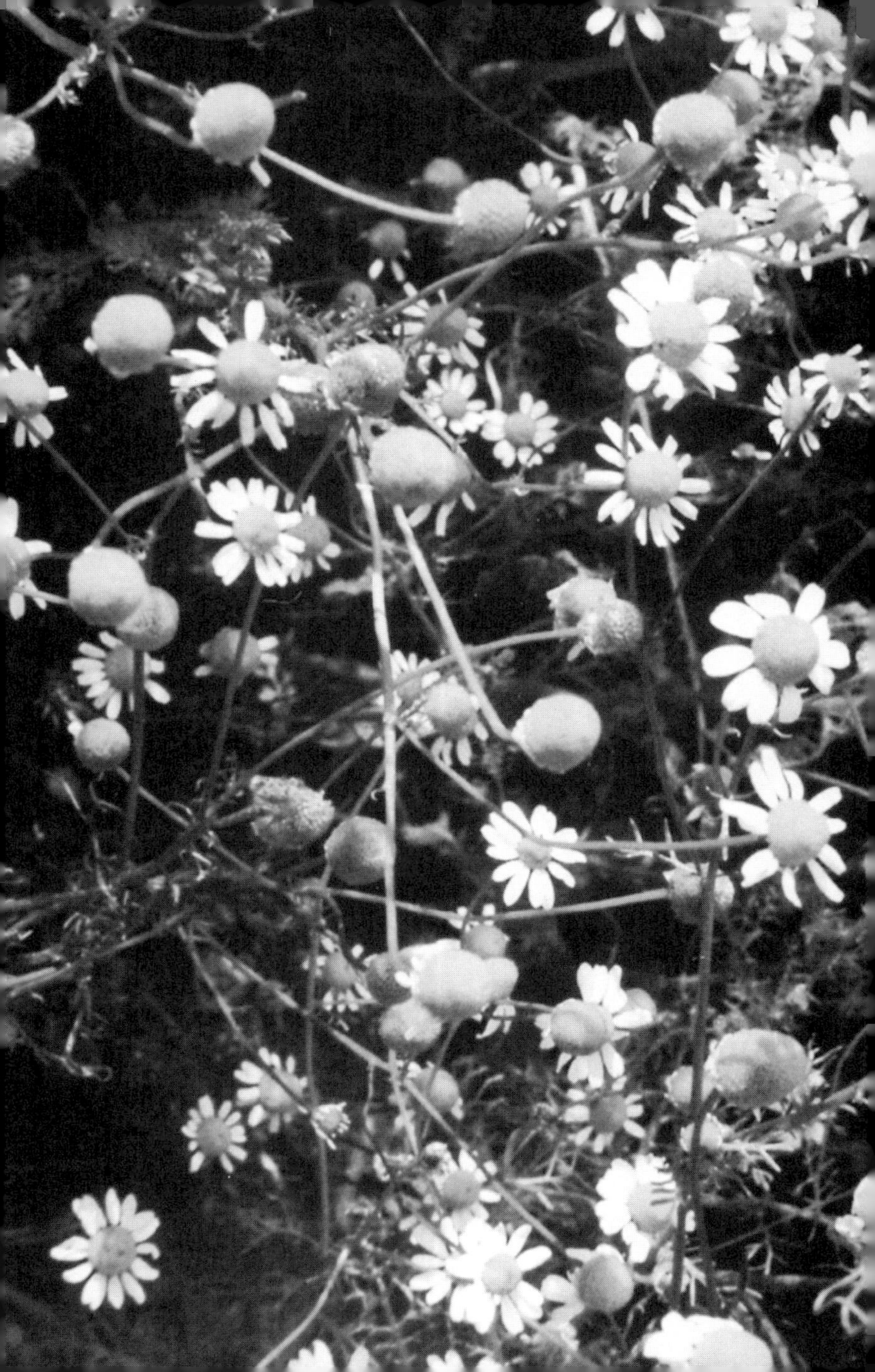

4. Immunsystem

Starkes Immunsystem: Im Dauereinsatz gegen körperfremde Stoffe

Unser Immunsystem ist die körpereigene Abwehr – stets im Einsatz gegen körperfremde Stoffe, Krankheitserreger, aber auch gegen eigene Körperzellen, die nicht mehr »richtig funktionieren«. Es ist also ständig auch gegen Körperzellen aktiv, die sich eventuell zu Krebszellen auswachsen könnten. Seine Stärkung ist ein wesentlicher Baustein jeglicher Vorbeugung gegen Tumorerkrankungen. Was Sie selbst dazu beitragen können, Ihren »inneren Arzt« wieder in Schwung zu bringen, und welche zusätzlichen Möglichkeiten es gibt, die Abwehr zu stärken, erfahren Sie in diesem Kapitel.

KREBS: WENN ZELLEN SICH UNKONTROLLIERT VERMEHREN ...

Das menschliche Immunsystem hat sich über Jahrmillionen auf die Abwehr von Krankheitserregern eingestellt. Tumorzellen sind jedoch niemals so fremd wie Bakterien, Viren oder Pilze: Sie tragen im Vergleich zu diesen Eindringlingen immer noch sehr viele Merkmale des Gewebes, aus dem sie ursprünglich stammen. Die Erkennung und Vernichtung von Krebszellen sind dem Immunsystem trotzdem möglich und geschehen, ohne dass man etwas davon spürt. Die Vorgänge dabei sind jedoch sehr komplex, da eine zu starke Reaktion auf körpereigene Zellen dazu führen könnte, dass unser Immunsystem nicht nur Tumorzellen, sondern auch gesundes Gewebe angreift und zerstört, eine Situation, wie sie bei den so genannten Autoimmunerkrankungen bekannt ist.

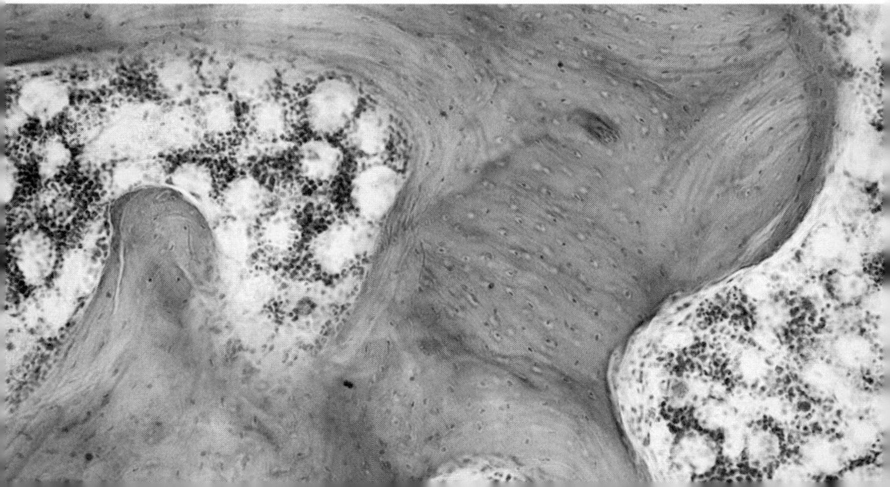

Um vom Immunsystem erkannt zu werden, müssen Krebszellen entweder deutlich beschädigt sein oder sie müssen an ihrer Zelloberfläche Merkmale tragen, die sie von gesunden Zellen unterscheiden. Ein grundsätzliches Problem in der Erkennung von Tumorzellen durch die körpereigene Abwehr besteht darin, dass Tumoren im Gegensatz zu den meisten Mikroorganismen keine Erkennungsmerkmale besitzen, die eine Entzündungsreaktion auslösen. Damit fehlt dem Immunsystem das Signal zum Start der Immunreaktion.

info

Das Immunsystem, das sonst vor Infektionen oder fremden Zellen schützt, ist während und nach einer Chemotherapie geschwächt. Es muss erst wieder stabilisiert werden. Zu den vielen Maßnahmen, die das Immunsystem stärken, gehört nicht nur ein Baustein, sondern mehrere vorbeugende Maßnahmen greifen hier ineinander.

So stärken Sie Ihren »inneren Arzt«

Was Sie selbst dazu beitragen können, Ihr geschwächtes Immunsystem wieder abwehrstark zu bekommen, wissen Sie bereits aus den ersten Kapiteln dieses Ratgebers. Noch einmal das Wichtigste im Überblick:

- Ernähren Sie sich ausgewogen (siehe Seite 46 ff.). Essen Sie viel Obst und Gemüse, denn darin sind pflanzliche Antioxidanzien wie Vitamin A, C und E enthalten. Die Mineralstoffe Zink und Selen steigern die Abwehrbereitschaft. Trinken Sie anstatt Kaffee grünen Tee. Er enhält phenolische Verbindungen, welche die Abwehr stärken und zudem vor Krebs schützen sollen.
- Regelmäßiges Ausdauertraining stärkt das Immunsystem (siehe Seite 82 ff.). Allerdings sollte der Sport in Maßen betrieben werden. Dreimal pro Woche 45 Minuten Bewegung reichen aus, um die eigene Abwehr wieder anzukurbeln.
- Damit unser Körper gesund bleibt, braucht er Zeiten der Ruhe. Die stressfreien Phasen bringen seine Abwehr wieder in Form. Wer sich genug Schlaf gönnt, stärkt seine Abwehr. Dauerstress ist Gift. Autogenes Training und andere Entspannungstechniken (siehe Seite 124 ff.) helfen wunderbar gegen innere Unruhe und negatives Denken.
- Schlucken Sie Konflikte nicht herunter, sondern werden Sie aktiv. Dauernde Überforderung macht krank. Wer allein nicht zurechtkommt, sollte sich nicht scheuen, auch professionelle Hilfe in Anspruch zu nehmen.
- Sicher haben Sie schon von Kneipp und seinen Wasserkuren gehört: Er war es, der

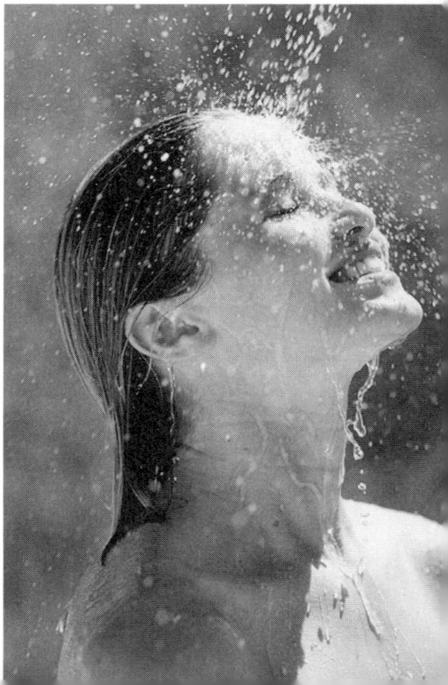

Tau- oder Schneetreten zur Abhärtung empfahl. Aber wie immer: Wissen allein reicht nicht, man muss es auch umsetzen.

- Regelmäßige Saunagänge aktivieren das Immunsystem und fördern die psychische Stabilisierung. Auch nach abgeschlossener Krebsbehandlung ist gegen Sauna-Anwendungen nichts einzuwenden, vorausgesetzt, Sie beginnen schonend und übertreiben nichts. Auf diese Weise vermeiden Sie plötzliche und drastische Änderungen der Temperaturregelung und des Gefäßsystems, die unter Umständen zu einer Überforderung führen könnten.

info

Bevor Sie mit Sauna-Anwendungen als vorbeugende, gesundheitsfördernde Maßnahme nach Abschluss von Krebsbehandlungen beginnen, sollten Sie Ihren Arzt fragen bzw. sich untersuchen lassen.

DIE BIOLOGISCHE KREBSABWEHR

Therapie mit mikrobiologischen Produkten

In der komplementären Krebstherapie und in der Nachsorge spielt es eine große Rolle, die körpereigene Abwehr zu stabilisieren. Die mikrobiologische Therapie mit medizinischen und pharmazeutischen Probiotika (Bakterien, deren Bestandteile oder Stoffwechselprodukte) regt darüber hinaus aber auch Stoffwechselfunktionen an. Alle diese Verfahren umfasst der Begriff biologische Krebsabwehr.

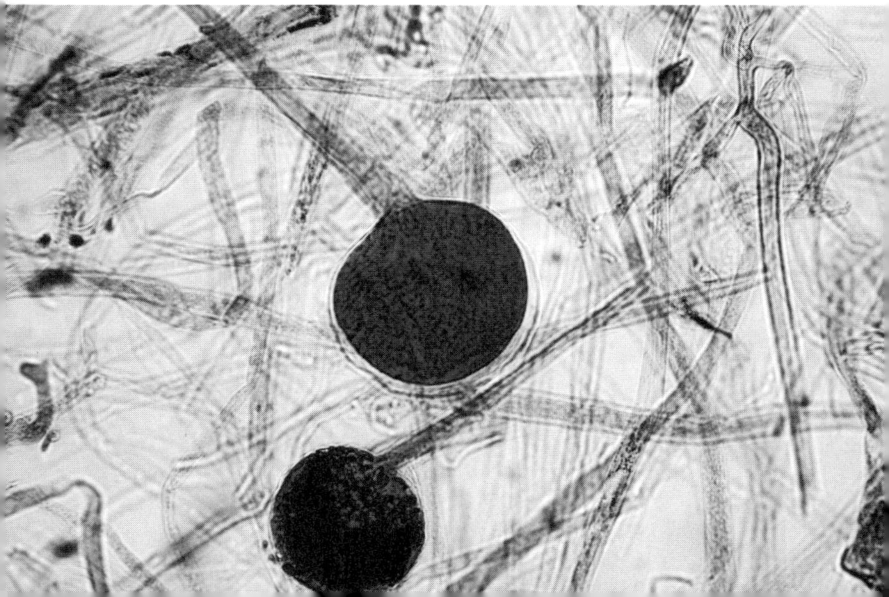

Probiotika: Heilen mit Bakterien

Mit der mikrobiologischen Therapie nutzt man die positiven Effekte physiologischer Bakterien für die Abwehr, indem man ausgewählte lebende und/oder abgetötete Bakterien, deren Zellwandbestandteile und/oder deren Stoffwechselprodukte kontrolliert zuführt.

info

Medizinische Probiotika bestehen meist aus lebenden oder abgetöteten physiologischen Bakterien, deren Bestandteilen oder Stoffwechselprodukten (siehe Tabelle Seite 146). Unter physiologischen Bakterien versteht man solche Bakterien, die normalerweise die Häute und Schleimhäute des gesunden Menschen bewohnen und die das Abwehrsystem trainieren.

Beim Herstellungsprozess gelten sehr strenge Kriterien, so dass die Qualität der Produkte gesichert ist. Eine jahrzehntelange Dokumentation der unerwünschten Arzneimittelnebenwirkungen und erste klinische Studien haben deren Unbedenklichkeit belegt. Die Verabreichung von medizinischen Probiotika im Anschluss an Chemo- oder Strahlentherapien kann dazu beitragen, das Allgemeinbefinden zu verbessern und therapiebedingte Störungen von Darmflora und Abwehrsystem zu regulieren.

wissen

Aus wissenschaftlicher Sicht kann die mikrobiologische Therapie in bestimmten Phasen einer Krebserkrankung, z. B. während ihrer Behandlung oder in der Nachsorge bzw. zur Vorbeugung als erweiterte komplementäre Maßnahme sinnvoll sein, u. a.

- zur Aktivierung des Schleimhaut ansässigen Abwehrsystems, z. B. als Infektionsschutz und Infektionsprophylaxe
- gegen Erkrankungen der oberen Luftwege (Entzündungen der Nebenhöhlen, Rachenmandeln und Bronchien
- gegen akute und chronische Entzündungen
- zur Regulation der Magen-Darm-Tätigkeit, z. B. bei Durchfall, Verstopfung
- zur physiologischen Wieder-Besiedlung des Magen-Darm-Traktes nach Chemo-, Strahlen- oder Antibiotikatherapien, z. B. bei Blähungen, Durchfall, Verstopfung.

Ausgewählte medizinische Probiotika

Präparat	Inhalt	Hersteller
Colibiogen®	*E. coli* Extrakt, abgetötet	Laves
Mutaflor®	*E. coli* Stamm Nissle, lebend	Ardeypharm
Prosymbioflor®	*E. coli* und *E. faecalis*, abgetötet	SymbioPharm
Symbioflor 1®	*E. faecalis*, lebend	SymbioPharm
Symbioflor 2®	*E. coli*, lebend	SymbioPharm
Autovakzine	körpereigene, abgetötete Bakterien	SymbioPharm

Anwendungsbeispiele

Bislang beruhen die Empfehlungen der Hersteller zur Dosierung und Dauer der Anwendung auf erfahrungsbasierten Beobachtungen. Wissenschaftlich fundierte Dosisfindungsstudien bzw. Studien zur optimalen Behandlungsdauer liegen nicht vor. Die Behandlungsintensität und Behandlungsdauer richten sich deshalb nach der Diagnose, nach Schwere, Dauer und Therapie der Erkrankung und nach individuellen Merkmalen der Patienten, u. a. dem Alter.

beispiel 1

Orale Verabreichung medizinischer Probiotika zur vorbeugenden Aktivierung des Schleimhaut ansässigen Abwehrsystems als Schutz vor Infektionskrankheiten

Therapiebeginn/Einleitphase

2 x 1 Tropfen abgetötete/inaktivierte *E. coli* und *E. faecalis* (Prosymbioflor®); tageweise Erhöhung um einen Tropfen bis zur Höchstdosis 2 x 20 Tropfen; nach ca. 4 Wochen ist die Einleitphase abgeschlossen, es folgt

Phase I: mindestens 5 Monate 2 x 20 Tropfen Lebendkultur *E. faecalis* (Symbioflor® 1); zusätzlich ab Phase I: Milchsäurebakterien

Phase II: nach Beendigung der Phase I für weitere 5 Monate 2 x 20 Tropfen Lebendkultur *E. faecalis* (Symbioflor® 1) + 2 x 20 Tropfen Lebendkultur *E. coli* (Symbioflor® 2)

Phase III (Therapieausleitung): über 6 Wochen im täglichen Wechsel jeweils 1 x 20 Tropfen

Tag 1: Lebendkultur *E. faecalis* (Symbioflor® 1)
Tag 2: Lebendkultur *E. coli* (Symbioflor® 2)
Kosten: Pro Tag ca. 1–1,50 Euro

info

Erstattung durch die Krankenkassen:
Eine Kostenübernahme durch die Krankenkassen erfolgt nicht.

beispiel 2

Verabreichung medizinischer Probiotika als Spritze oder Infusion zur Aktivierung des Abwehrsystems bei anhaltender Abwehrschwäche nach Krebstherapien
Gabe als Injektion intramuskulär oder intravenös 1–3 Ampullen pro Tag Colibiogen® inject; 1 ml enthält zellfreie Lösung aus 2,7 x 108 lysierten (zerstörten) *E. coli* Laves in 250 ml Kochsalzlösung (isotonischer Natriumchloridlösung)
Behandlungsdauer: Mehrere Wochen bis Monate zum Ausgleich von Abwehrschwächen
Kosten: Pro Ampulle ca. 7 Euro

info

Erstattung durch die Krankenkassen:
Eine Kostenübernahme durch die Krankenkassen erfolgt nicht.

Frage: »Nach Beendigung meiner Prostatakrebstherapie (Operation, Strahlentherapie) vor ca. einem Jahr hat sich mein Abwehrsystem (z. B. Leukozytenzahl, Lymphozytenzahl) noch nicht erholt. Kann mir eine Spritzkur mit medizinischen Probiotika helfen und meine Abwehrzellzahlen bzw. -aktivitäten normalisieren? Welches Anwendungsschema käme in Frage?«

Frage: »Bei mir (45 Jahre alt) wurde im vergangenen Jahr Brustkrebs diagnostiziert und behandelt (Operation, Chemo-/ Strahlentherapie; zurzeit antihormonelle Therapie). Seit dem Ende der Chemo-/Strahlentherapie leide ich unter ständig wieder kehrenden Schleimhautinfektionen im Kopf-Hals-Bereich, einschließlich der Nebenhöhlen. Diesbezüglich habe ich schon mehrere Antibiotikumtherapien durchgeführt, ohne bleibenden Erfolg. Ich habe von der mikrobiologischen Therapie gelesen und frage mich, ob es für den mich quälenden Symptomenkomplex ein Anwendungsschema für eine derartige Therapie gibt?«

Therapie mit Mistelprodukten

Die Einführung von Mistelextrakten in die Krebstherapie erfolgte durch Rudolf Steiner in den 1920er Jahren und beruhte primär auf geisteswissenschaftlichen Erkenntnissen und nicht, wie sonst üblich, auf erfahrungsbasierten und klinischen Grundlagen. Auf R. Steiners Anregung hin wurden speziell hergestellte Mistelpräparate zur Behandlung von bösartigen Erkrankungen entwickelt und hauptsächlich von anthroposophischen Ärzten angewendet. Mittlerweile ist die standardisierte Misteltherapie aus dem Umfeld der Anthroposophie herausgetreten und wird auch von Ärzten angewendet, die sich eher einer schulmedizinischen, ganzheitlichen Richtung zugehörig fühlen.

Zellzahlen im Normbereich

Blutuntersuchung	Zellen	Norm
Kleines Blutbild	Leukozyten	4000–10 000 pro mcl
Differenzialblutbild	Lymphozyten Monozyten Granulozyten	1100–3400 pro mcl 300–600 pro mcl 1400–6500 pro mcl
Immunstatus/ Zellzahlen	T-Lymphozyten B-Lymphozyten T-Helferzellen T-Supressorzellen Zytotoxische T-Zellen NK-Zellen	800–2000 pro mcl 80–600 pro mcl 500–1100 pro mcl 200–900 pro mcl 40–400 pro mcl 80–400 pro mcl
Zellaktivität	Interleukin-2 Rezeptor	180–410 pro mcl

wissen

Stimulation des Immunsystems

Die derzeit praktizierte Misteltherapie erfolgt mit standardisierten Extrakten der anthroposophischen Therapierichtung oder mit so genannten »phytotherapeutischen« (also pflanzlichen), Lektin-standardisierten Extrakten. Lektin-standardisiert heißt dabei, dass jeweils eine bestimmte Konzentration des wirksamen Mistellektin-1 enthalten sein muss. Dieses Mistellektin-1 ist ein pflanzliches Eiweiß mit abwehrsteigernden und zelltötenden Eigenschaften. Die Mistelextrakttherapie hat sich in wissenschaftlich fundierten klinischen Studien als sinnvoll erwiesen. Durchgeführt wurde sie bei Patienten mit den Erkrankungen Brustkrebs, Eierstockkrebs, Lungenkrebs, Dickdarmkrebs und Hirntumor/Glioblastom. In diesen Studien konnte eine deutliche Besserung der durch eine Chemo- oder Strahlentherapie hervorgerufenen Abwehrschwäche nachgewiesen werden. Außerdem kam es während der Therapie zu einer deutlichen Minderung von Nebenwirkungen und einer Verbesserung der Lebensqualität.

info

Eine Therapie mit standardisierten Mistelextrakten kann sowohl zur Stimulation des Immunsystems bei Abwehrschwäche als auch zur Besserung der Lebensqualität angezeigt sein.

Für **gesunde** Menschen – also Menschen mit einem normalen Immunsystem ohne nachgewiesene Abwehrschwäche – ist eine krebsvorbeugende abwehrsteigernde Misteltherapie nach wissenschaftlicher Datenlage nicht angezeigt, da bislang keine Hinweise auf irgendwelche krebsverhindernden bzw. gesundheitsstabilisierenden Effekte vorliegen. Dies ist insofern relevant, als

- viele Krebsarten nicht auf eingeschränkte Abwehrfunktionen zurückzuführen sind, sondern bei immungesunden bzw. immunologisch normal aktiven Menschen auftreten,
- das Immunsystem erst aktiv wird, wenn bereits Krebszellen vorhanden sind. Eine vorbeugende oder therapeutische Immunstimulation (u. a. durch Mistelextrakte) ist daher nicht wirkungsvoll,
- ein Immunsystem keinesfalls überstimuliert werden sollte (mit Zellzahlen bzw. Zellaktivitäten oberhalb des Normbereiches), da dies eventuell auch gesundheitsgefährdend sein könnte, insbesondere für Menschen mit Autoimmunerkrankungen, u. a. des rheumatischen und allergischen Formenkreises.

info

Bei so genannten systemischen Krebsarten (u. a. Leukämien, Lymphome) sollten Mistelextrakte mangels kontrollierter klinischer Studien zur Unbedenklichkeit und Wirksamkeit nur in Studien bzw. unter sorgfältiger Kontrolle des Krankheitsverlaufes durch auf diesem Gebiet erfahrene Ärzte eingesetzt werden.

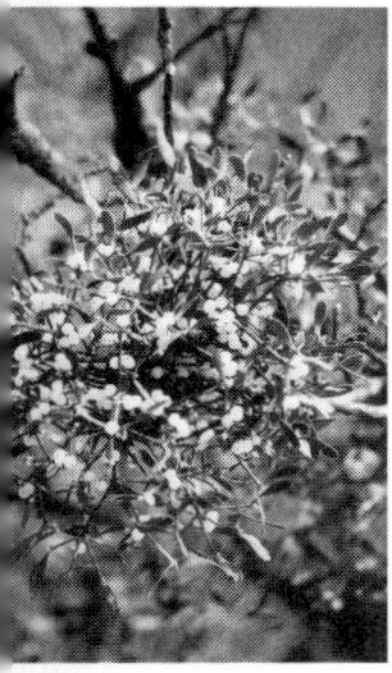

Das heißt konkret, dass eine Misteltherapie für gesunde Menschen nur dann in Frage kommt, wenn tatsächlich eine nachgewiesene Abwehrschwäche vorliegt! Der Nachweis einer Abwehrschwäche kann klinisch erfolgen (z. B. Häufung schwerer, antibiotikapflichtiger Infektionen) und anhand von Laboruntersuchungen (Zellzahlen bzw. Zellaktivitäten unterhalb des Normbereiches) bestätigt werden (siehe Tabelle Seite 150).

Anthroposophische Misteltherapie

Die anthroposophische Misteltherapie kann mit einer Auswahl mehrerer Präparatesorten (u. a. **Abnoba viscum®**, **Helixor®**, **Iscador®**) von unterschiedlichen Wirtsbäumen (z. B. Apfel, Eiche, Kiefer, Tanne, Ulme, Ahorn, Birke, Linde, Pappel) erfolgen. Die Präparate unterscheiden sich analytisch und pharmakologisch (in Zusammensetzung und Wirkung) deutlich und werden je nach Tumorart und Tumorlokalisation sowie nach Geschlecht, Konstitution und Allgemeinzustand des Patienten individuell verabreicht.

info

Mistelpräparate der anthroposophischen Therapierichtung können nach Ziffer 16.5 AMR (Arzneimittelrichtlinie) bei der Indikation »bösartige Tumore/ Krebs« entsprechend dem Therapiestandard in dieser besonderen Therapierichtung uneingeschränkt verordnet werden.

Die Präparate werden subkutan (unter die Haut) an wechselnde Stellen (z. B. Bauchhaut, Oberschenkel, Oberarm) injiziert. Die Dosierung ist grundsätzlich individuell, entsprechend der unterschiedlichen immunologischen Reaktionslage. Die zunächst niedrige Anfangsdosis wird schrittweise gesteigert, bis die erwünschte Reaktion (lokale Rötung/Entzündung an der Injektionsstelle, Temperaturanstieg, Verbesserung der Abwehrleistung oder des Allgemeinbefindens) erfolgt. Mit der so ermittelten individuell optimalen Dosierung wird dann die Erhaltungstherapie durchgeführt. Ermöglicht wird dieses individuelle Vorgehen durch ein abgestuftes Angebot verschiedener Verdünnungsstufen. Die Behandlungsdauer richtet sich ebenfalls nach dem individuellen Bedarf. Zur Vorbeugung von Rückfällen (Rezidivprophylaxe) werden die anthroposophischen Mistelpräparate, gestützt auf langjährige Erfahrungen und erste (aber zu bestätigende) klinische Studien, bis zum Ende des fünften postoperativen Jahres empfohlen, mit zunehmend längeren Therapiepausen und unter regelmäßigen Blutbild-Kontrollen.

info

Die Ziele der Misteltherapie:

- Verbesserung bzw. Normalisierung der immunologischen Reaktionslage
- Verbesserung der Lebensqualität

wissen

Es ist wissenschaftlich belegt, dass standardisierte Mistelextrakte (anthroposophisch oder Lektin-standardisiert)

- das Immunsystem aktivieren. Sie sind angezeigt, wenn das Immunsystem geschwächt ist, insbesondere nach Chemo- oder Strahlentherapie.
- die Lebensqualität verbessern. Sie sind angezeigt, wenn u. a. die Stimmungslage, das Schmerzempfinden, sowie das Allgemeinbefinden verbessert werden sollen. Dies geschieht über körpereigene Opiate (Beta-Endorphine = Glückshormone), die durch eine Mistelextrakttherapie aus Abwehrzellen und Gehirnzellen freigesetzt werden.

Achtung: Immuntherapien, insbesondere Misteltherapien, sind angezeigt, wenn Abwehrschwächen vorliegen. Ein normales Immunsystem bedarf keiner weiteren Stimulation. Wird eine Mistelextrakttherapie allerdings langfristig in der Nachsorge verabreicht, um die Lebensqualität zu stabilisieren, dann sollten regelmäßige Blutuntersuchungen (u. a. der Leukozytenzahl oder der Lymphozytenzahl) durchgeführt werden, um das Immunsystem nicht über den Normbereich zu steigern!

Misteltherapie mit ML-1-standardisierten Präparaten

Die pflanzentherapeutischen, auf Mistellektin-1 (ML-1) standardisierten Mistelextrakte, u. a. **Eurixor®** und **Lektinol®**, sind auf Pappeln (Wirtsbaum) gewachsen und enthalten pro Ampulle eine gleich bleibende ML-1 Dosis. Sie werden in der Regel zuerst zum Ausschluss einer allergischen Reaktion in die oberste Hautschicht gespritzt. Kommt es nicht zu einer Reaktion, kann behandelt werden. Hierzu wird das Präparat subkutan (unter die Haut) in die Bauchhaut oder in einen Oberarm bzw. Oberschenkel injiziert. Rötung (ca. 1–2 cm Durchmesser), Schwellung oder leichter Juckreiz an der Injektionstelle sind Reaktionen, die keiner Therapie bedürfen und auf die immunologische Wirksamkeit hindeuten.

Die Verabreichung ML-1 standardisierter Mistelextrakte erfolgt in Anlehnung an Dosisfindungsstudien 2–3 Mal pro Woche mit gleich bleibenden, auf das Körpergewicht bezogenen Dosierungen. Die Behandlungsdauer beträgt meist 3–4 Monate, gefolgt von 1–2 Monaten Therapiepause und einem erneuten Behandlungszyklus bei Bedarf, z. B. bei anhaltender Abwehrschwäche bzw. anhaltend eingeschränkter Lebensqualität. Wissenschaftlich fundierte klinische Studien bezüglich der optimalen Behandlungsdauer liegen nicht vor.

info

Erstattung durch die Krankenkassen:
Mistelpräparate der phytotherapeutischen Therapierichtung können nach Ziffer 16.4 AMR (Arzneimittelrichtlinie) in der palliativen Therapie von bösartigen Erkrankungen (Krebs) zur Verbesserung der Lebensqualität verordnet werden – d. h. nur bei Patienten mit fortgeschrittenen Krebserkrankungen ist diese Art der Misteltherapie erstattungsfähig.

Im Rahmen der Nachsorge, z. B. zur Rezidiv- und/oder Metastasenprophylaxe sowie zur Aktivierung des Immunsystems, werden die Kosten der phytotherapeutisch-standardisierten Misteltherapie derzeit nicht von den Krankenkassen übernommen!

Häufige Fragen zum Immunsystem

Frage: Ich habe gelesen, dass es unterschiedlich standardisierte Mistelextraktprärarate gibt, anthroposophische und phytotherapeutische. Wo liegt eigentlich der Unterschied?

Antwort: Anthroposophisch standardisierte Mistelextrakte werden durch spezielle Aufarbeitung von Mistelpflanzen, die zu bestimmten Jahreszeiten von definierten Wirtsbäumen geerntet werden, hergestellt. Sie enthalten alle pflanzlichen Komponenten in Originalzusammensetzung und sind hinsichtlich ihrer biologischen Aktivität standardisiert. Da die Zusammensetzung in Abhängigkeit von Wirtsbaum, Erntezeit u. a. unterschiedlich sein kann, erfolgt die Therapieoptimierung nach definierten Regeln.

Mistelgesamtextrakte sind auch die Grundlage für die Herstellung phytotherapeutisch standardisierter Mistelextraktpräparate. Der grundlegende Unterschied zu anthroposophisch standardisierten Mistelextrakten beruht auf der Normierung einer so genannten Leitsubstanz, dem Mistellektin-1, ML-1. Unter Normierung auf ML-1 versteht man, dass die Konzentration der Leitsubstanz in den Präparaten immer gleich ist. Dies hat zur Folge, dass die phytotherapeutischen Mistelextraktpräparate in Abhängigkeit vom Körpergewicht verabreicht werden können.

INFO

Die Einführung von Mistelextrakten in die Krebstherapie durch Rudolf Steiner und seiner ärztlichen Begleiterin Ita Wegmann beruhte auf anthroposophischen (geisteswissenschaftlichen) Erkenntnissen und nicht, wie heute üblich, auf experimentellen und klinischen Grundlagen.

Frage: Nach Abschluss einer Brustkrebstherapie (Operation, Chemo- und Strahlentherapie) fragte ich meinen Onkologen, ob zur Stärkung meines Immunsystems eine Misteltherapie sinnvoll sei. Er riet davon ab, weil wissenschaftlich erwiesen sei, dass eine Misteltherapie auch Tumorzellen zum Wachstum anregen könne. Stimmt das?

Antwort: Das ist so nicht richtig. Die wissenschaftliche Analyse der aktuellen Datenlage (Februar 2006) ergibt:

Experimentell kann durch standardisierte Mistelextrakte kein Krebszellwachstum angeregt werden.

Ganz im Gegenteil, in mehr als 100 Krebszell-Linien und in mehreren Tiermodellen sind Krebszellwachstum und Metastasenbildung statistisch relevant gehemmt worden.

Aus kontrollierten klinischen Studien ergeben sich bislang keine Hinweise, dass standardisierte Mistelextrakte den Verlauf einer Krebserkrankung ungünstig beeinflussen. Bislang konnte in wissenschaftlich fundierten Untersuchungen also nicht gezeigt werden, dass standardisierte Mistelextrakte Krebszellen zum Wachstum anregen!

Frage: Ich höre und lese immer wieder von den Vorteilen einer Misteltherapie, z. B. Verbesserung der Lebensqualität, Aktivierung des Immunsystems, und habe meinen Onkologen darauf angesprochen. Er hat die Therapie abgelehnt, weil sie seiner Ansicht nach wissenschaftlich nicht abgesichert ist. Stimmt das?
Antwort: Nein! Es liegen wissenschaftlich fundierte Studien vor, die belegen, dass durch eine standardisierte Mistelextrakttherapie u. a. unerwünschte Arzneimittelwirkungen von Chemo- und Strahlentherapien deutlich reduziert werden und die Lebensqualität verbessert wird.

Die Gabe von standardisierten Mistelextrakten kann demnach insbesondere zur Verbesserung der Lebensqualität sinnvoll sein.

Frage: Wird eine Misteltherapie eigentlich von den Krankenkassen finanziert?
Antwort: Phytotherapeutische (auf Mistellektin-1 standardisierte) Mistelextrakte (Eurixor®, Lektinol®) sind nach Ziffer 16.4 Arzneimittelrichtlinien (AMR) in der palliativen Therapie

(= Therapie fortgeschrittener Krebserkrankungen ohne Anspruch auf Heilung) von Krebserkrankungen zur Verbesserung der Lebensqualität Unbedenklichkeits- und Wirksamkeitsgeprüft und werden von den Krankenkassen erstattet.
Mistelextrakte der anthroposophischen Therapierichtung (Abnoba viscum®, Helixor®, Iscador®) können nach Ziffer 16.5 AMR bei der Indikation »Krebs« entsprechend ihrer Zulassung gemäß dem Therapiestandard in dieser »besonderen Therapierichtung« derzeit (Februar 2006) uneingeschränkt verordnet werden.

Frage: Gibt es Krebsarten, bei denen eine Misteltherapie nicht verabreicht werden sollte?
Antwort: Bei bösartigen systemischen Krebsarten (z. B. Lymphome, Leukämien) sollten standardisierte Mistelextrakte zurzeit mangels kontrollierter klinischer Studien zur Unbedenklichkeit und Wirksamkeit nur unter strenger Indikationsstellung (optimal in Studienform) verabreicht werden. Erste Untersuchungen deuten auf positive Effekte einer standardisierten Mistelextrakttherapie für vereinzelte Arten dieser Krebse hin (z. B. chronisch lymphatische Leukämie).

Frage: Gibt es wissenschaftlich haltbare Studien, die zeigen, dass durch eine Misteltherapie eine Rezidiv- und Metastasenprophylaxe sowie eine Verlängerung der Überlebenszeit von Krebspatienten möglich ist?

Antwort: In den bislang durchgeführten klinischen Studien konnten Immunstimulation, Reduktion von Nebenwirkungen der Chemo- und Strahlentherapie und Verbesserung von Lebensqualität bei Krebspatienten durch standardisierte Mistelextrakte eindeutig nachgewiesen werden. Ob die Rezidiv- bzw. Metastasen-freie Zeit und die Überlebenszeit von Krebspatienten verbessert werden können, ist bislang nicht bewiesen und muss in wissenschaftlich angemessenen klinischen Studien nachgewiesen bzw. bestätigt werden. Erste Daten aus epidemiologischen Studien waren viel versprechend, aber nicht beweisend!

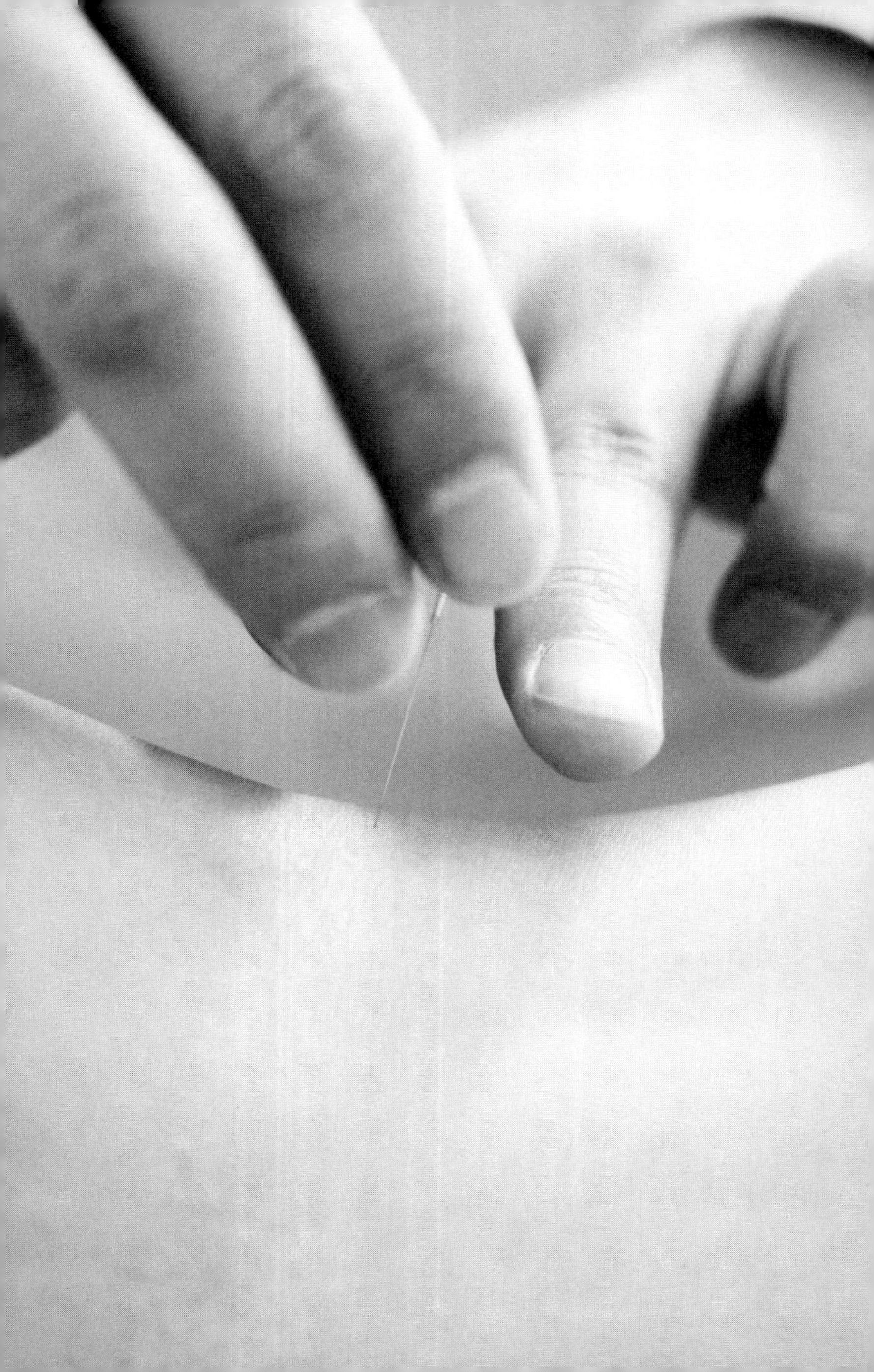

5. Vorbeugen

Kritisch betrachtet: Vorbeugende Maßnahmen nach Krebs

In Deutschland erkranken jährlich über 390 000 Menschen an Krebs, davon rund 360 000 zum ersten Mal. Dank erheblich verbesserter medizinischer Möglichkeiten können heute viele Betroffene dauerhaft geheilt werden. Für die Zeit danach bieten sich zusätzliche Therapien an, die Schmerzen lindern, die Abwehr stärken, die psychische Verfassung stabilisieren oder einfach nur das allgemeine Wohlbefinden verbessern. Welche Methoden Ihnen wirklich helfen, lesen Sie hier.

WELCHE THERAPIE HILFT?

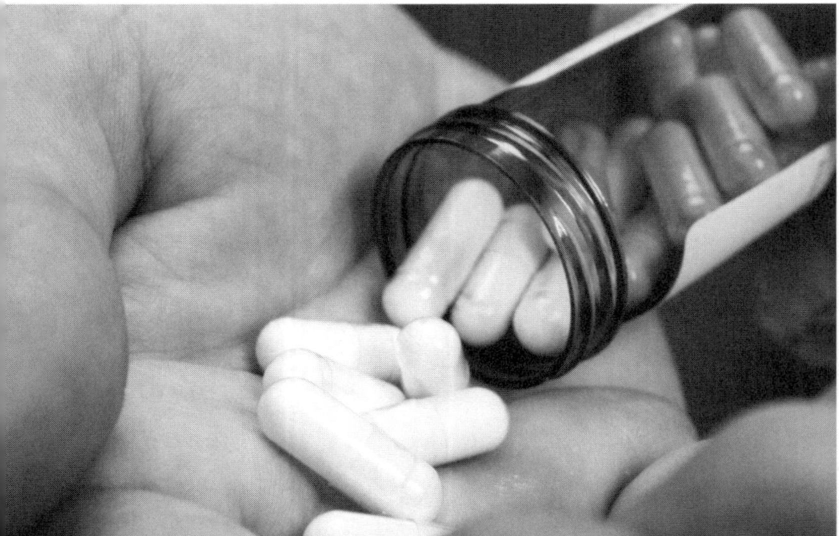

Viele Betroffene wünschen sich, nach der Standardtherapie aktiv an der Behandlung mitzuarbeiten. Deshalb suchen sie neben der vom Arzt verordneten Therapie nach weiteren Möglichkeiten, die Krankheit zu bewältigen. Welche zusätzliche Therapie Sie wählen, hängt entscheidend davon ab, was Sie damit erreichen möchten.

Gegen Schmerzen: Akupunktur

Akupunktur ist eine Therapiemaßnahme der Traditionellen Chinesischen Medizin (TCM). Bei der Akupunktur werden Nadeln an bestimmten Stellen des Körpers eingestochen, um krankhafte Störungen der Strömung des Qi (= Lebensenergie) aufzuheben. Aus westlicher und schulmedizinischer Sicht wird die Wirksamkeit der Akupunktur u. a. über die Freisetzung bestimmter Substanzen (z. B. körpereigene Opiate gegen Schmerzen) erklärt.

Die Akupunkturbehandlung von Schmerzsyndromen (insbesondere der Migräne, Spannungskopfschmerzen, operationsbedingte Schmerzen, Gelenk- und Rückenschmerzen) hat im westlichen Kulturkreis (inklusive Deutschland) eine breite Akzeptanz erreicht, auch wenn der definitive wissenschaftliche Nachweis der Wirkmechanismen und der Wirksamkeit bislang nicht erfolgt ist.

Aufgrund positiver erfahrungsheilkundlicher Berichte und den großen in Deutschland durchgeführten Modellstudien zur Akupunktur werden von den hiesigen Krankenkassen die Kosten für Akupunkturbehandlungen bei der Indikation »Schmerzen« in der Regel übernommen. Die WHO (Weltgesundheitsorganisation) hat weitere Indikationen gelistet, wie allgemeine Erkältungskrankheiten, akute Nebenhöhlenentzündungen, akute Bronchitis, Immunschwächen, hormonelle und Schlafstörungen, Beschwerden im Magen-Darm Trakt usw., bei denen nach Einschätzung der WHO eine Wirksamkeit der Akupunktur vorliegt.

info

Erstattung durch die Krankenkassen:
Bei Vorliegen der Indikation »Schmerzen unterschiedlicher Herkunft«, beispielsweise postoperative Schmerzen, (Spannungs-) Kopfschmerzen, Migräne, werden Akupunktur-Behandlungen von den Krankenkassen erstattet.

Bewertung

Für alle Indikationen ist der wissenschaftlich einwandfreie Wirksamkeitsnachweis für die Akupunktur studienmäßig nicht erfolgt, was vor allem auch daran liegt, dass die Durchführung einer Placebo-Akupunktur, wie sie für solche Studien erforderlich wäre, nicht möglich ist (siehe hierzu auch www.akupunktur-qualitaet.info). Auch wenn eine große bundesweit durchgeführte Modellstudie zur Indikation »Schmerzen« sowie erfahrungsheilkundliche Berichte Vorteile für Patienten aufzeigen, sollte die Akupunktur in wissenschaftlich angemessener Form (= kontrollierte Studien) auf Unbedenklichkeit und Wirksamkeit überprüft werden, ehe sie bei bestimmten Indikationen allgemein empfohlen werden kann. Allerdings gilt die Akupunktur bei vielen Patienten als eine in einigen Bereichen wirksame Heilmethode, die noch dazu keine wesentlichen Nebenwirkungen hat. Da die Akupunktur auch einen stark positiven Einfluss auf das seelische Gleichgewicht aufweist, kann diese Methode individuell eine Bereicherung der Maßnahmen zur Vorbeugung darstellen.

wissen

Zur Wirksamkeit in der Akupunktur

Es wurden in den vergangenen Jahren zwei große kontrollierte Modellstudien der Krankenkassen durchgeführt: die Gerac-Studie (www.gerac.de), und die ART-Studie. Bei der ART- und der Gerac-Studie wurden Patienten mit chronischen Kopfschmerzen, chronischen Lendenwirbelsäulen-Schmerzen und chronische Schmerzen bei Arthrose, die länger als sechs Monate bestanden, behandelt. Die Studien sollten Aufschluss geben darüber, ob die Akupunkturbehandlung eine wirksame und sichere Therapie bei diesen Indikationen ist und ob unterschiedliche, anerkannte Akupunkturformen hinsichtlich der Stärke des Behandlungseffektes verschieden sind.

Rund 13 000 Ärzte haben in den vergangenen vier Jahren an Gerac teilgenommen und über 360 000 Patienten mit Akupunktur behandelt.

Das wichtigste Ergebnis: Akupunktur hilft dauerhaft bei vielen Volksleiden – von Allergien bis zu Wirbelsäulenschmerzen. Und: Akupunktur ist in der klinischen Anwendungspraxis bei Knie- und Rückenschmerzen doppelt so wirksam wie eine westliche Standardtherapie.

Hier ein kurzer Auszug aus einer Pressemitteilung der Techniker Krankenkasse:

»Ihre Wirksamkeit hat die Akupunktur bei insgesamt sieben Diagnosen unter Beweis gestellt. Dabei wurde jeweils eine Akupunktur-Gruppe mit einer Vergleichsgruppe ohne Akupunktur (Wartegruppe) miteinander verglichen. Das Ergebnis:

Neun von zehn Allergikern ging es auch sechs Monate nach der Behandlung noch deutlich besser, drei von vier Patienten mit Kopf- oder Lendenwirbelsäulenschmerzen zeigten ebenfalls nach diesem Zeitraum noch Besserung. Noch höher lag die Rate bei Arthroseschmerzen am Knie (85 Prozent), Asthma (82 Prozent) und Menstruationsschmerzen (85 Prozent). Nebenwirkungen traten nur selten auf und waren bei keinem Patienten lebensbedrohlich.«

Indikationen zur Akupunktur in der Krebsnachsorge

- Definierte Schmerzzustände, z. B. Migräne, Spannungskopfschmerzen sowie Schmerzen nach operativen Eingriffen
- Besserung der Lebensqualität und des Körpergefühls
- Aktivierung des Immunsystems.

Für das Wohlbefinden: Aromatherapie

Bei der Aromatherapie werden ätherische Öle (u. a. Rosmarin-, Lavendel-, Eukalyptus-, Pfefferminzöl) als Dampfinhalation, Bade- oder Massageöl angewendet. In Studien nachgewiesen wurden Reduktion von psychischem Stress und Beschwerden während der Strahlentherapie. Hinweise auf heilende Wirkungen der Aromatherapie liegen allerdings nicht vor.

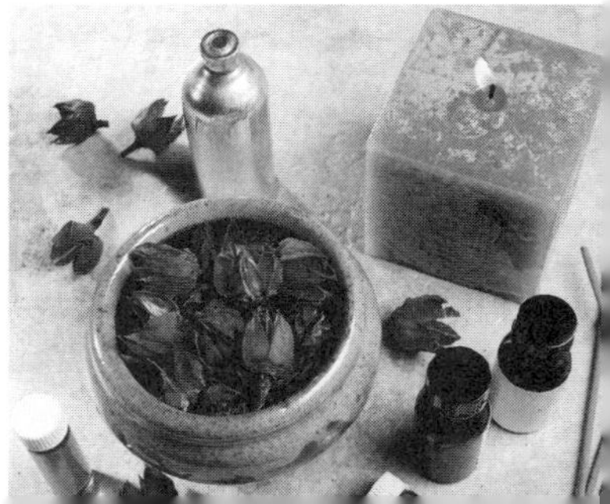

info

Grundlage der Aromatherapie sind Essenzen (= Auszüge; ätherische Öle) aus Pflanzen (z. B. Rosmarin, Lavendel, Eukalyptus, Pfefferminz), die u. a. auch als Allergene wirksam sein können. Daher ist die Aromatherapie bei Menschen mit allergischer Reaktionslage, Asthma, Neurodermitis usw. nicht angezeigt, da sie zu gefährlichen unerwünschten Wirkungen (Allergien) führen kann!

Ziele der Aroma-Therapie in der Krebsnachsorge

Eine Aroma-Therapie könnte zur Verbesserung der Lebensqualität bzw. des Wohlbefindens beitragen, beispielsweise nach Krebs-Standardtherapien. Weitere Untersuchungen sind sinnvoll und notwendig, eine Verbesserung der Prognose konnte bislang nicht aufgezeigt werden.

info

Erstattung durch die Krankenkassen:
Eine Kostenübernahme durch die Krankenkassen erfolgt nicht.

Bilanzierte Diäten, diätetische Lebensmittel, Nahrungsergänzung

Neben apothekenplichtigen Arzneimitteln, die entweder verschreibungspflichtig sind und von den Krankenkassen erstattet werden oder als frei verkäufliche Präparate erhältlich sind, wurden die so genannten Bilanzierten Diäten (bD) entwickelt. Diese die Ernährung optimierenden bilanzierten Diäten (bD) sollen die Versorgung mit notwendigen Nahrungsinhaltsstoffen auch in Zeiten höherer Belastung ermöglichen. In Deutschland zugelassene und offiziell erhältliche bilanzierte Diät-Präparate unterliegen einer behördlichen Qualitätsprüfung und enthalten u. a. lebensnotwendige nahrungsergänzende Mikronährstoffe (Vitamine, Spurenelemente, sekundäre Pflanzenstoffe, prebiotische Ballaststoffe). Bilanziert bedeutet in diesem Zusammenhang, dass die Konzentrationen der enthaltenen Einzelbestandteile den täglichen Bedarf decken und somit die Ernährung optimieren. Dass die Einzelkomponenten der Mikronährstoffe in den zulässigen Konzentrationen begrenzt sind, unterscheidet bilanzierte Diät-Präparate von Arzneimitteln. Da die vorbeugende und therapeutische Wirkung von Vitaminen, Spurenelementen, sekundären Pflanzenstoffen usw. aber nicht ausschließlich von den Konzentrationen der Einzelbestandteile, sondern insbesondere auch von deren gegenseitiger Beeinflussung abhängt, könnten bilanzierte Diät-Präparate in bestimmten Lebensphasen vorteilhaft sein, d. h. zum Beispiel das Risiko mindern, dass Rückfälle entstehen.

info

Ärztliche Überwachung

Es gibt viele bilanzierte Diät-Präparate, die werbewirksam angeboten werden, ohne dass ein erkennbarer Nutzen durch die enthaltenen Inhaltsstoffe für Anwender zu erkennen wäre. Ähnlich wie bei den Vitamin- und Spurenelementgemischen gibt es bilanzierte Diät-Präparate, die insbesondere für Krebspatienten ungeeignet sind, da sie Substanzen enthalten, die das Tumorwachstum fördern (z. B. Eisen). Daher sollte jede komplementäre Gabe von nahrungsergänzenden bilanzierten Diäten sowie Vitamin- und Spurenelementgemischen an Krebspatienten von erfahrener ärztlicher Seite überwacht werden.

Arabinogalaktan-haltiger Ballaststoff

Durch Fehl- bzw. Mangelernährung sowie insbesondere durch die Verarbeitung von Lebensmitteln treten Unterversorgungen bzw. Verluste an Vitaminen, Spurenelementen, Mineralstoffen und Ballaststoffen auf. Auch aus diesem Grunde liegt bei den derzeitigen Ernährungsgewohnheiten in Deutschland die Aufnahme von Ballaststoffen nur bei etwa 22 Gramm pro Tag. Die Deutsche Gesellschaft für Ernährung (DGE) hingegen empfiehlt eine tägliche Mindestmenge von 30 Gramm. Mit der Aufnahme von 22 Gramm pro Tag sind Sie also unterversorgt. Durch die zusätzliche Aufnahme von Arabinogalaktan (= komplexer pflanzlicher Galaktose-haltiger Zucker aus der Lärche) kann der durchschnittliche ernährungsbedingte Ballaststoffmangel jedoch ausgeglichen werden.

info

Ballaststoffe binden u. a. Wasser und tragen somit zur Füllung des Dickdarmes bei. Ferner gibt es Hinweise darauf, dass Ballaststoffe das körpereigene Abwehrsystem unterstützen, für einen gesunden, gut funktionierenden Darm sorgen und somit vor Darmkrebs schützen.

Hilfreich bei Lebermetastasen

Arabinogalaktan erreicht über die Darmschleimhaut das Blut und wird anschließend in der Leber verstoffwechselt. Die Aufnahme von Galaktose (Bestandteil von Milchzucker) bzw. Arabinogalaktan durch Leberzellen erfolgt über spezielle Andockstellen (so genannte Leberlektine). Über diese erfolgt im Verlauf einer Lebermetastasierung auch die Anlagerung von Krebszellen an die Leberzellen. Dies konnte experimentell (u. a. mit Arabinogalaktan) und in klinischen Studien (mit Galaktose) nachgewiesen werden und eröffnet grundsätzlich die Möglichkeit, die Anlagerung von Krebszellen an Leberzellen (und damit die Lebermetastasierung) zu verhindern. Wissenschaftlich fundierte klinische Studien, in deren Verlauf der Einfachzucker Galaktose Darmkrebspatienten intravenös verabreicht wurde, zeigten eindrucksvoll die Blockade der Andockstellen und die Reduktion der Metastasasierung.

Der Arabinogalaktan-haltige Ballaststoff Galasyn® könnte, bei entsprechender Dosierung, Leberlektine blockieren und die Lebermetastasierung verhindern helfen.

info **Kosten**

ca. 6–8 Euro pro Tag.
Erstattung durch die Krankenkassen:
Eine Kostenübernahme durch die Krankenkassen erfolgt nicht.

Indikationen zur Gabe Arabinogalaktan-haltiger Ballaststoffe in der Krebsnachsorge:

- die Ballaststoffaufnahme zu komplettieren und vor Darmkrebs zu schützen,
- Andockstellen für Tumorzellen in der Leber zu blockieren,
- das körpereigene Abwehrsystem zu aktivieren.

Bedarfsdeckende Mikronährstoffe

Mikronährstoffe sind in vielfältiger Weise daran beteiligt, Krebserkrankungen zu verhindern. So hemmen definierte Vitamine und Spurenelemente die Aktivierung von krebserzeugenden Stoffen sowie Entzündungsprozesse. Andere Mikronährstoffe verhindern die Aufnahme krebserzeugender Stoffe in die Zelle bzw. schützen das Erbgut von Zellen, indem sie die Anlagerung und Aufnahme von krebserzeugenden Substanzen verhindern.

Zur Behandlung bei erhöhtem Bedarf, z. B. während oder nach einer Chemo- oder Strahlentherapie bzw. bei verminderter Nahrungsaufnahme eignen sich insbesondere bilanzierte Vitamin- und Spurenelementgemische ohne Eisen, z. B. Careimmun® oder Immunogrün®. Die Präparate decken den Tagesbedarf an lebensnotwendigen Vitaminen und Spurenelementen. Nebenwirkungen treten in der Regel nicht auf. Da die empfohlenen bilanzierten Mikronährstoffgemische (z. B. *Careimmun®*, *Immunogrün®*) keine gesundheitsgefährdenden Komponenten (z. B. Eisen) und auch keine Konzentrationen an Vitaminen und Spurenelementen enthalten, welche die Wirkung von Standardtherapien herabsetzen, können sie mit Krebs-Standardtherapeutika kombiniert werden. Dennoch sollten Sie wenn möglich immer die zielgerichtete Ernährung vorziehen.

info

Eine den Lebensumständen bzw. der Erkrankung angepasste Gabe von lebensnotwendigen Mikronährstoffen (= bilanziertes Vitamin-/Spurenelementgemisch) als vorbeugende Maßnahme sowie als Ausgleich von Mangelzuständen hat sich in kontrollierten Studien als sinnvoll erwiesen.

Indikationen zur Gabe von bilanzierten Vitamin-/Spurenelementgemischen in der Krebsnachsorge:

- verminderte Nahrungsaufnahme, insbesondere von Obst, Gemüse, Getreide,
- erhöhter Bedarf an Vitaminen/Spurenelementen, z. B. im Anschluss an Krebs-Standardtherapien, die mit großem Gewichtsverlust einhergingen,
- allergische Reaktion auf Bestandteile von Obst, Gemüse,
- Vitamin- und Spurenelement-Mangelerscheinungen.

wissen

Die Entwicklung eines Nahrungsergänzungsmittels mit Arabinogalaktan als Ballaststoffquelle ist eine interessante innovative Entwicklung und könnte eventuell zur Vorbeugung von Lebermetastasen beitragen. Beweisführende klinische Studien stehen bislang aus. Die experimentelle Datenlage ist viel versprechend und sollte unbedingt zu klinischen Wirksamkeitsprüfungen führen.

achtung

Nehmen Sie nie unkontrolliert Mikronährstoffe ein! Nehmen Sie Vitamin- und Spurenelementgemische nicht in unkontrollierter Zusammensetzung und Dosierung ein. Dadurch kann die Wirksamkeit einer Krebs-Standardtherapie beeinträchtigt werden – und es können bestimmte unerwünschte Bestandteile enthalten sein, insbesondere Eisen (= Wachstumsfaktor für Krebszellen). Wenn ein Eisenmangel bei Ihnen nachgewiesen wurde, sollten Sie eisenhaltige Arzneimittel einnehmen – aber nur unter ärztlicher Kontrolle!

Entzündungshemmende Mikronährstoffe

Die Zusammensetzung für bilanzierte Mikronährstoffe konnte in den letzten Jahren durch umfangreiche Studien weiter verbessert werden. Man fand dabei heraus, dass die tumorbegleitende

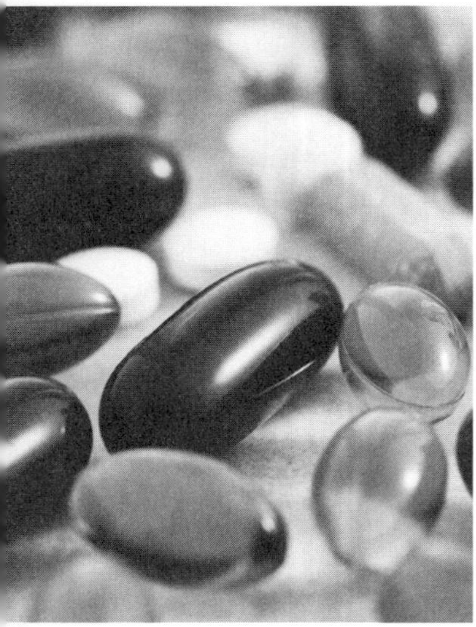

Entzündung durch entsprechende anti-entzündlich wirkende Substanzen wie Vitamin D3 oder sekundäre Pflanzenstoffe wie Catechin aus Grüntee gedämpft werden kann. Hierfür eignet sich ebenfalls das Präparat Immuogrün®. Theoretische Grundlage ist, dass die Entzündung nicht nur einen den Körper schädigenden Vorgang darstellt, sondern insbesondere auch verhindern kann, dass Tumorzellen durch Apoptose (programmierten Zelltod) absterben.

Bei normalem Appetit und gesunder Magen-Darm-Funktion, bei der die Aufnahme der Nahrungsstoffe nicht beeinträchtigt ist, können die anti-entzündlichen Wirkungen über eine gesunde Ernährung (siehe Seite 56f.) erreicht werden – was immer vorzuziehen ist.

Indikationen zur Gabe von entzündungshemmenden Mikronährstoffen in der Krebsnachsorge bestehen bei:

- Entzündungen aller Art,
- verminderter Nahrungsaufnahme, insbesondere von Obst, Gemüse, Getreide,
- erhöhtem Bedarf an Vitaminen/Spurenelementen, z. B. im Anschluss an Krebs-Standardtherapien, die mit großem Gewichtsverlust einhergingen,

- allergischer Reaktion auf Bestandteile von Obst, Gemüse,
- Vitamin-/Spurenelementmangelerscheinungen.

info **Kosten**

0,50–1 Euro pro Tag.
Erstattung durch die Krankenkassen:
Eine Kostenübernahme durch die Krankenkassen erfolgt nicht.

Enzym-Selen-Lektin-Gemisch

Die derzeit bei Chemo- oder Strahlentherapie empfohlenen medikamentösen komplementären Maßnahmen erstrecken sich auf Na-Selenit und standardisierte proteolytische (eiweißspaltende) Enzympräparationen. Während bislang nahezu ausschließlich frei in Apotheken verkäufliche Arzneimittel empfohlen wurden, stehen seit kurzem komplex zusammengesetzte bilanzierte Diät-Präparate zur Verfügung, die kostengünstig Na-Selenit, Bromelain, Papain sowie pflanzliches Lektin enthalten. Dies könnte eine patientenfreundliche und kostensparende Variante der komplementären Krebstherapie sein. Durch die Kombination der Inhaltsstoffe kann – unter Beibehaltung der Wirksamkeit – die Menge der einzunehmenden Tabletten oder Kapseln reduziert werden. In der Krebsnachsorge können solche Produkte bei verschiedenen Indikationen hilfreich sein.

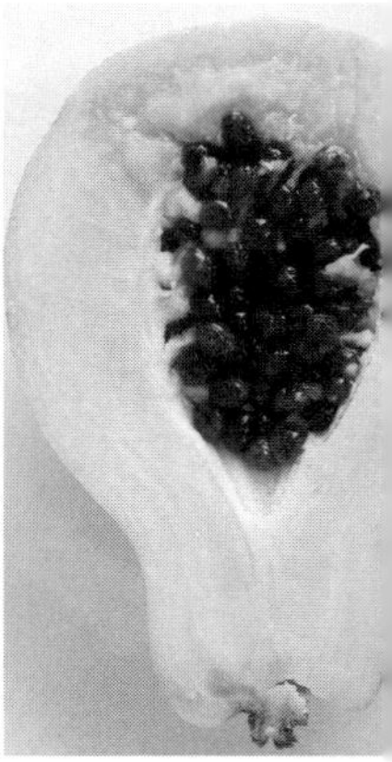

Folgende Wirkmechanismen liegen den Inhaltsstoffen zu Grunde:

- Na-Selenit wirkt antioxidativ.
- Proteolytische pflanzliche Enzyme wie Bromelain und Papain haben eine entzündungshemmende Wirkung.
- Pflanzliche Lektine haben eine abwehrsteigernde Wirkung. Darüber hinaus kann das (Schleimhaut-)Immunsystem stabilisiert werden bzw. nach Chemo-/Strahlentherapie wieder normalisiert werden.

Zusätzlich scheint eine Wirkungsverstärkung der Einzelkomponenten eine gesteigerte Gesamtwirkung zu ermöglichen.

Zur komplementären Behandlung bei erhöhtem Bedarf, z. B. in der Krebsnachsorge, eignet sich Equizym®. Es handelt sich um eine in Apotheken verfügbare bilanzierte Diät, die Na-Selenit (75 mcg/Kapsel), Bromelain (100 mg/Kapsel), Papain (100 mg/Kapsel), Lens-culinarius-Lektin (5 mg/ Kapsel) enthält. Tumorauslösende, Tumorwachstum fördernde, Chemo- oder Strahlentherapie hemmende oder die Gesundheit negativ beeinflussende Substanzen sind im Gemisch nicht enthalten.

Das Enzym-Selen-Lektin-Gemisch könnte im Rahmen der Krebsnachsorge verordnet werden bei:

- Entzündungen, u. a. Gelenkbeschwerden/Gelenkschmerzen (Arthrose),
- Neigung zu Lymphödemen bzw. Schwellungen,

info

Kosten: ca. 1–2 Euro pro Tag.
Erstattung durch die Krankenkassen:
Eine Kostenübernahme durch die Krankenkassen erfolgt nicht.

- Infektanfälligkeit der Schleimhäute, z.B. Nebenhöhlenentzündungen, Bronchitis,
- Abwehrschwäche.

Vitamin-Spurenelement-Enzym-Gemisch

Das diätetische Lebensmittel Innovazym® enthält antioxidativ sowie immunmodulierend wirkende Mikronährstoffe wie die Vitamine A, C, E, B-Komplex, Beta-Karotin, die Spurenelemente Selen, Zink, Magnesium, die pflanzlichen Enzyme Bromelain, Papain sowie hochgereinigte Fischöle, z.B. Omega-3-Fettsäuren. Von der Einnahme des Mikronährstoffgemisches könnten insbesondere Menschen profitieren, die unter chronisch-rheumatischen Entzündungen bzw. Rheuma ähnlichen Begleit- oder Folgeerscheinungen leiden, die zuweilen im Gefolge von Krebs-Standardtherapien auftreten. Indikationen zur Gabe von Vitamin-Spurenelement-Enzym-Gemisch in der Krebsnachsorge bestehen bei:

- chronisch-rheumatischen Entzündungen,
- Rheuma ähnlichen Muskel- und Gelenkbeschwerden.

info **Kosten**

ca. 1 Euro pro Tag
Eine Kostenübernahme durch die Krankenkassen erfolgt nicht.

Brottrunk: Gesundheit aus dem Getreidekorn

Brottrunk wird laut Erfinder (W. Kanne) nach einem speziellen Verfahren unter Verwendung von Getreide aus kontrolliertem Anbau, Sauerteig sowie Quell- bzw. Brunnenwasser hergestellt. Als alkoholfreies Gärgetränk enthält Brottrunk neben Vitaminen, Mineralstoffen und Spurenelementen auch bioaktive Fermente sowie lebende Milchsäurebakterien.

Bei Krebspatienten kann Brottrunk u. a. hilfreich sein zur Regulation der Darmtätigkeit während bzw. nach Standardtherapien (z. B. Chemo-, Strahlen-, Antibiotikatherapien) sowie zur Modulation des Schleimhaut ansässigen Immunsystems (u. a. im Magen-Darm Trakt).

info

Als vorbeugende abwehranregende und darmregulierende Maßnahme hat Brottrunk ein weites erfahrungsheilkundliches Anwendungsgebiet.

Indikationen zur Gabe von Brottrunk in der Krebsnachsorge:

- entzündliche Erkrankungen des Magen-Darm-Traktes
- bakterielle/virale Infektionen des Magen-Darm-Traktes
- Magen-Darm-Trakt-Symptome, z. B. Durchfall, Erbrechen, Übelkeit
- Infektanfälligkeit der Schleimhäute.

info

Erstattung durch die Krankenkassen:
Eine Kostenübernahme durch die Krankenkassen erfolgt nicht.

Anerkannt und wirkungsvoll: Enzymtherapie

In der Naturheilkunde ist die Wirksamkeit eiweißspaltender Enzyme seit Jahrtausenden bekannt. Man unterscheidet dabei pflanzliche Enzyme, u. a. Papain aus Papaya, Bromelain aus Ananas und tierische Enzyme wie Trypsin oder Chymotrypsin. In der Tumortherapie werden seit fast 50 Jahren Enzyme als zusätzliche (komplementäre) Heilmittel verabreicht. Eingesetzt werden insbesondere Enzymkombinationspräparate sowie das Einzelenzym Bromelain. Die positiven Auswirkungen dieser Therapie sind vielfach dokumentiert. So kommt es etwa zu:

- Reduktion der Nebenwirkungen von Chemo- und Strahlentherapie;
- Erhöhung der Lebensqualität unter Primärtherapie und Sicher-

stellung der Verlässlichkeit, die vorgesehenen Therapieprotokolle durchzuführen;
- Verlängerung von rezidiv- und metastasenfreien Zeiten bei definierten Krebserkrankungen, z. B. Plasmocytom.

info

Aus wissenschaftlicher Sicht kann eine komplementäre Gabe eiweißspaltender Enzymgemische sinnvoll und empfehlenswert sein, um entzündliche Prozesse zu unterdrücken und chronische Entzündungen zu verhindern.

In wissenschaftlich fundierten Untersuchungen konnte gezeigt werden, dass die Enzymtherapie regulierend auf bestimmte Funktionen unseres Immunsystems wirkt. Im Einzelnen wurden folgende Wirkungen festgestellt:
- Einfluss auf immunologische Botenstoffe (Zytokine),
- Beeinflussung von Bestandteilen der Zellwand (Adhäsionsmoleküle),
- Beseitigung von Immunkomplexen, die das Abwehrsystem hemmen.
- Hemmung von Entzündungsreaktionen.

Die experimentellen Ergebnisse der vergangenen Jahre haben bestätigt, dass insbesondere Enzymgemische viel versprechende entzündungshemmende Wirkungen zeigten.

Indikationen zur Gabe von Enzymen in der Krebsnachsorge:
- (chronische) Entzündungen,
- Schwellungen,
- Gelenkbeschwerden/Gelenkschmerzen (Arthrose).

info **Nebenwirkungen**

Nebenwirkungen der Enzymtherapie können umfassen:
- Blähungen
- Durchfall
- Bauchschmerzen
- Übelkeit

Nebenwirkungen bedürfen keiner speziellen Therapie. In schweren Fällen sollte die Einnahme abgebrochen werden.

Therapiedurchführung

- Für die Phase der Krebsnachsorge liegen unterschiedliche Dosierungsvorschläge der Hersteller vor, die jedoch nicht belegt sind. Sie beruhen in der Regel auf erfahrungsheilkundlichen Beobachtungen.
- Jeweils eine Stunde vor und eine Stunde nach Einnahme von Enzymen sollte die Nahrungsaufnahme unterbleiben.

tipp

Die morgendliche Nüchtern-Einnahme des Enzympräparates etwa eine Stunde vor dem Frühstück hat sich bewährt.

Proteolytische (eiweißspaltende) Enzympräparate (Stand Februar 2006)

Präparat	Hersteller	Komponenten
Bromelain-POS®	Ursapharm	Bromelain
Mucozym®	Mucos	Bromelain
Phlogenzym®	Mucos	Bromelain, Trypsin, Rutosid
Proteozym®	Wiedemann	Bromelain
Traumanase®	Nattermann	Bromelain
Wobenzym®	Mucos	Papain, Trypsin, Chymotrypsin, Bromelain, Rutosid, Pankreatin

info

Ananas-Unverträglichkeiten und Ananas-Allergien gibt es häufiger. Allerdings scheinen Ananas-Extrakte wie Bromelain solche Reaktionen nicht auszulösen.

info **Kosten**

Die Kosten belaufen sich bei Einnahme der empfohlenen Dosierungen auf ca. 1–6 Euro pro Tag. Der Preisunterschied beruht auf den z. T. erheblich unterschiedlichen Enzymaktivitäten in den Präparaten.
Erstattung durch die Krankenkassen:
Eine Kostenübernahme durch die Krankenkassen erfolgt nicht.

Orthomolekulare Medizin

Der menschliche Organismus benötigt für eine optimale Funktion Mikronährstoffe in ausreichender Menge und richtiger Zusammensetzung (= orthomolekular). Bei normaler Lebensführung und ausgewogener Ernährung mit mindestens 5 Portionen Obst oder Gemüse am Tag (siehe Seite 43 ff.) sind Mangelzustände an Mikronährstoffen eher die Ausnahme. In Belastungssituationen, z. B. bei (Krebs-)Krankheiten, Stress oder Medikamenteneinnahme, ist der Bedarf erhöht und durch Zufuhr einer ausgewogenen Ernährung nicht immer vollständig zu decken. Bei Unterversorgung an Mikronährstoffen sollte diese durch gezielte Gabe von Vitamin- und Spurenelementgemischen ausgeglichen werden (Orthomolekulare Medizin). Bei Krebspatienten (insbesondere während und nach chemo-/strahlentherapeutischer Behandlung) ist der Bedarf an Mikronährstoffen besonders hoch. Dies ist zum einen durch die Erkrankung bedingt, zum anderen bewirken Chemo-, Strahlen-, Hormon-, Antibiotikatherapien bzw. deren Nebenwirkungen wie Übelkeit, Appetitlosigkeit mit verminderter Nahrungsaufnahme, Erbrechen, Durchfall, Schwitzen eine z. T. erhebliche Bedarfserhöhung, die zuweilen durch die Ernährung nicht zu decken ist.

info

Aufgrund des erhöhten Bedarfes ist für Krebspatienten neben einer obst-, gemüse- und getreidereichen Grundversorgung die bedarfsgerechte Zufuhr von lebensnotwendigen Mikronährstoffen von großer Bedeutung. Dies gilt insbesondere vor, während sowie im Anschluss an Chemo- oder Strahlentherapien, da der Mikronährstoffbedarf in diesen Behandlungsphasen erhöht ist.

In wissenschaftlich-fundierten Untersuchungen konnte gezeigt werden, dass ein Mangel an Vitaminen/Spurenelementen

- eine verminderte Toleranz gegenüber Krebs-Standardtherapien bewirkt,
- die optimale Wirkung der Standardtherapie reduziert,
- die Nebenwirkungen der Standardtherapie verstärkt.

Gesicherte Auswirkungen von Vitamin-/Spurenelementmangel sind u. a.

- vermindertes Ansprechen auf spezifische Therapien,
- erhöhte Komplikationsraten,

- verminderte Lebensqualität,
- reduzierte Lebenserwartung.

Indikationen zur orthomolekularen Medizin in der Krebsnachsorge:

- verminderte Nahrungsaufnahme, insbesondere von Obst, Gemüse, Getreide,
- erhöhter Bedarf an Vitaminen/Spurenelementen, z. B. im Anschluss an Krebs-Standardtherapien, die mit großem Gewichtsverlust einhergingen,
- allergische Reaktion auf Bestandteile von Obst, Gemüse,
- Vitamin- oder Spurenelementmangelerscheinungen.

achtung

Unbedingt zu warnen ist vor unkontrollierter Einnahme von Mikronährstoffen (z. B. Dr. Rath Vitamine/Spurenelemente; individuelle Mischungen, die aufgrund wissenschaftlich fragwürdiger Diagnostikverfahren, wie z. B. Bioresonanz; Redox-Serum-Analyse; Messung freier Radikale, empfohlen werden; Mischungen, die Eisen enthalten). Derartige Präparate verursachen in der Regel hohe Kosten, sind z. T. krebserregend bzw. wachstumsfördernd für Krebszellen und können möglicherweise die Wirksamkeit von Chemo- oder Strahlentherapie reduzieren.

Präparate sind unter »Bedarfdeckende Mikronährstoffe« (siehe Seite 173 f.) bzw. »Entzündungshemmende Mikronährstoffe« (siehe Seite 175 ff.) aufgeführt!

info

Erstattung durch die Krankenkassen:
Eine Kostenübernahme durch die Krankenkassen erfolgt nicht.

Sauna-Anwendungen

Unter den Naturheilverfahren nimmt die Sauna einen besonderen Platz ein, da sie weite Verbreitung im physiotherapeutischen Bereich sowie zur Selbstanwendung gefunden hat. Unter einer Sauna-Anwendung versteht man ein trocken-heißes Raumluftbad im Wechsel mit Abkühlung durch kalte Außenluft oder kaltem Wasser. Die Wechselwirkung »heiß-kalt« stellt einen starken Reiz für das Gefäß- und Nervensystem dar und führt zur reaktiven Wiedererwärmung in der nachfolgenden Ruhephase. Nach heutigem Kenntnisstand werden als Wirkungen u. a. angenommen:

- Training (Konditionierung) des Herz-Kreislauf-Systems (insbesondere der Blutgefäße),
- Stabilisierung und Aktivierung körpereigener Systeme, u. a. Hormonsystem, Immunsystem, Nervensystem sowie des gesamten Stoffwechsels,

- Verbesserung (Konditionierung) der Temperaturregulation,
- psychische Stabilisierung durch Entspannung.

info

Nach ihrer Wirkungsart unterscheidet man u. a. das Dampfbad, das trockene römische oder türkische Heißluftbad und die so genannte »trockene« Sauna.

tipp

Als gesundheitsfördernde Maßnahme hat die Sauna-Anwendung ihren Stellenwert, da sie bei sinnvoller Durchführung stabilisierende und regulierende Wirkungen entfalten kann. Eine Sauna-Anwendung ist daher im Sinne einer allgemeinen Vorbeugung sinnvoll und durchaus empfehlenswert.

Von vielen Autoren wird dem Schwitzen durch aktive Bewegung (moderater Ausdauersport) allerdings ein höherer Stellenwert als der Sauna-Anwendung eingeräumt. Dies bedeutet jedoch keine Geringschätzung der Effektivität einer Sauna-Anwendung, sondern eher, dass eine Sauna-Anwendung nicht isoliert und als alleinige gesundheitsfördernde Maßnahme anzusehen ist.

Nach heutiger Ansicht bestehen im Allgemeinen keine Bedenken gegen Sauna-Anwendungen nach abgeschlossener Krebsbehand-

tipp

Vor Beginn von Sauna-Anwendungen als vorbeugende, gesundheitsfördernde Maßnahme nach Abschluss von Krebsbehandlungen wird zunächst zu einer ärztlichen Untersuchung und fachkompetenten Einweisung geraten!

lung, vorausgesetzt ist eine schonende (der individuellen Situation angemessene) Handhabung und ein langsamer Beginn. Auf diese Weise werden vor allem plötzliche und drastische Änderungen der Temperaturregelung und des Gefäßsystems vermieden, die zu einer Überforderung führen könnten.

Für eine bessere Lebensqualität: Selen-Therapie

Selen ist ein lebensnotwendiges Spurenelement. Es steckt in einer Reihe körpereigener Eiweiße und sorgt mit dafür, dass der Stoffwechsel und die Mehrzahl der Organe optimal funktionieren. In der chemischen Verbindung mit Natrium (Na) wirkt es dann als Na-Selenit antioxidativ, ohne dabei die Tumor abtötende Wirkung der Chemo- oder Strahlentherapie zu hemmen. In Kombination mit Na-Selenit wirken Chemo- und Strahlentherapie nachweislich besser. In klinischen Studien hat sich gezeigt, dass u. a. die Nebenwirkungen der Chemo- und Strahlentherapien abnehmen, wenn Na-Selenit begleitend verabreicht wird. Dies geht mit einer verbesserten Lebensqualität unter Standardbehandlung einher, die demzufolge in der optimalen Dosierung und Zeitabfolge verabreicht werden kann. Dies wiederum bedeutet für Patienten eine optimale Heilungschance.

Grundlage für die Gabe von Na-Selenit an Krebspatienten unter Chemo- und Strahlentherapie war die Erkenntnis, dass

- ernährungsbedingter Selenmangel (insbesondere bei Krebspatienten) weit verbreitet ist,
- der Bedarf an Selen (bzw. an Vitaminen und Spurenelementen) in bestimmten Lebensphasen oder bei bestimmten Erkrankungen erhöht ist,
- dass bei Patienten mit bestimmten Tumorarten ein Selenmangel vorliegt.

Indikationen zur Gabe von Selen in der Krebsnachsorge

- Ödeme, insbesondere Lymphödeme (optimal als Na-Selenit)
- nachgewiesener Selenmangel (als Na-Selenit oder als organisch gebundenes Selen)

Bewertung: Aus wissenschaftlicher Sicht sind Qualität, Unbedenklichkeit und Wirksamkeit von Na-Selenit gut dokumentiert. Daher kann die Gabe von Na-Selenit als komplementäre Maßnahme während Chemo- und Strahlentherapien als auch in der Krebsnachsorge empfohlen werden.

Selen-Präparate (Stand Februar 2006)

Präparat	Dosierungen, Hersteller
Selenomethionin-Präparate zur Prophylaxe/Vorbeugung (Tabletten)	
selenminerase®	50 Mikrogramm, biosyn
selenminerase forte®	100 Mikrogramm, biosyn
Natrium-Selenit Präparate zur therapeutischen Anwendung (Tabletten)	
Cefasel®	50, 100, 300 Mikrogramm, Cefak
selemun®	45.7 Mikrogramm, biosyn
selen-loges®	50, 300 Mikrogramm, Dr. Loges
selenase®	79, 300 Mikrogramm, biosyn
Trinkampullen	
Cefasel®	100 Mikrogramm, Cefak
selen-loges®	100 Mikrogramm, Dr. Loges
selenase®	50, 100, 500 Mikrogramm, biosyn
Seltrans®	60 Mikrogramm STADApharm

Selen-Präparate

Selen-Präparate gibt es in zwei chemischen Verbindungen: organisch und anorganisch. In den organischen Präparaten ist Selen an die in der Nahrung enthaltenen Aminosäuren Methionin oder Cystein (Selenomethionin, Selenocystein) oder an Hefe (Selen-Hefe) gebunden. In den anorganischen Präparaten ist das Selen in der Regel an Natrium gebunden (Natrium-Selenit).

wissen

Ein Beispiel aus der Praxis

Nach operativer Therapie bestimmter Krebsarten (z. B. Brustkrebs, Hals-Nasen-Ohren-Tumore) treten zuweilen sekundäre (therapiebedingte) Lymphödeme auf. Durch Flüssigkeits- und Eiweißansammlung kommt es zu Druck- und Volumenanstieg im Gewebe, Sauerstoffmangel im betroffenen Gewebe, Einwandern von Abwehrzellen in das ödematös geschwollene Gewebe. Dies führt zu Entstehung und Freisetzung von freien Radikalen, die lokale Gewebeschäden und eine gesteigerte Durchlässigkeit von Blutgefäßen bewirken. Begleitend zur physikalischen Therapie (Lymphdrainage) hat sich die Gabe von Natrium-Selenit in kontrollierten Studien als wirksam erwiesen. Als Dosierungsempfehlung für Na-Selenit beim sekundären Lymphödem ist belegt:

Akute Phase
1.–3. Tag: 1000 Mikrogramm täglich
Ab 4. Tag: 500 Mikrogramm täglich
Chronische Phase
über 6 Wochen 300 Mikrogramm pro Tag

Mit organisch gebundenem Selen (meist Nahrungsergänzungspräparate bzw. in bilanzierten Diäten enthalten) können vorbeugend Mangelzustände ausgeglichen werden. Anorganisch gebundenes Selen (Na-Selenit) ist ein Arzneimittel und bei Tagesdosen unter 50 Mikrogramm nicht verschreibungspflichtig.

Therapiedurchführung

- Langfristige orale vorbeugende Einnahme biologischer/organischer Selenpräparate (Selenomethionin, Selen-Hefe) zur Nahrungsergänzung sollte die Dosierung von 100 Mikrogramm pro Tag nicht überschreiten!
- Na-Selenit-Präparate sollten nicht mit Vitamin-C-haltigen Präparaten, Getränken oder Speisen eingenommen werden! Na-Selenit wird durch Vitamin-C in eine für den Organismus nicht verwertbare Form umgewandelt. Aus diesem Grunde sollte zwischen der Aufnahme von Na-Selenit und Vitamin-C mindestens eine Stunde Abstand eingehalten werden!
- Überdosierungen von Selen sind äußerst selten und treten nur bei nicht vorschriftsmäßiger Anwendung auf. Anzeichen, die auf eine Überdosierung hinweisen sind u. a. knoblauchartiger Atemgeruch, Übelkeit, Durchfall und Bauchschmerzen. In derartigen Fällen muss die Selengabe sofort abgesetzt werden!

info **Kosten**

Die täglichen Kosten belaufen sich pro 100 Mikrogramm Na-Selenit, abhängig von der Darreichungsform, auf:
Tabletten: ca. 0,40 Euro
Trinkampullen: ca. 0,60–1,20 Euro.
Erstattung durch die Krankenkassen:
Erfolgt bei nachgewiesenem Selenmangel im Blut.

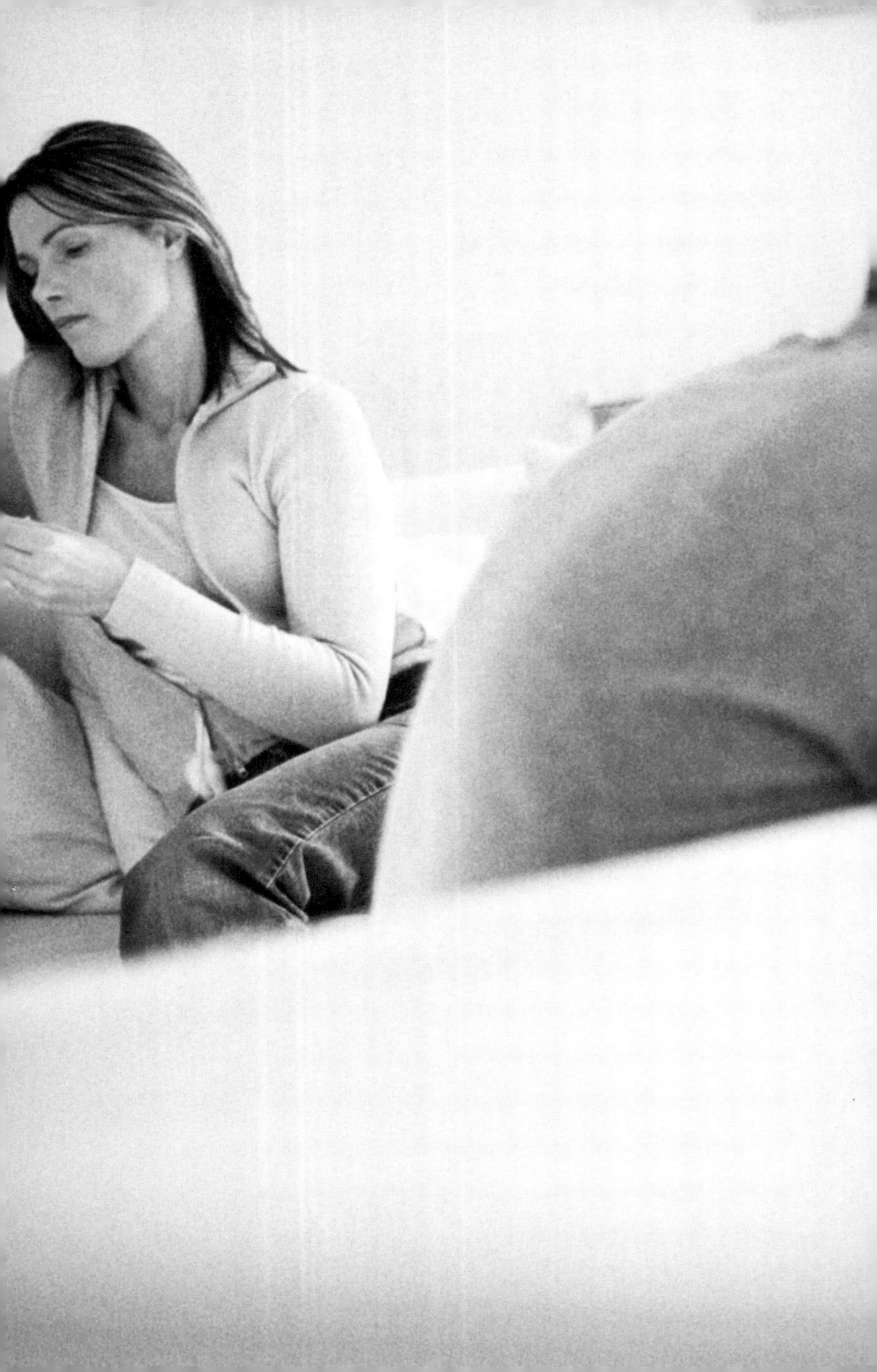

6. Diagnostik und Therapie

Diagnostik- und Therapieangebote unter der Lupe

Auch wenn es verwerflich ist, mit der Angst der Menschen um ihre Gesundheit Geld zu machen – das passiert häufiger, als man annimmt. Ob in Zeitschriftenwerbung, vermeintlich persönlichen Briefen mit den überzeugenden Erfahrungen von ehemaligen Betroffenen oder durch scheinbar wissenschaftlich informative Internetseiten – die unseriösen Anbieter nutzen alle Wege, um »Käufer« zu gewinnen. Gegen unseriöse Diagnostik- und Therapieangebote sind Sie nur gewappnet, wenn Sie sich selbst informieren. Im Folgenden sind die von Patienten häufig genannten bzw. nachgefragten Diagnostik- und Therapieverfahren alphabetisch geordnet kurz skizziert und wissenschaftlich bewertet.

WISSENSCHAFTLICH BEDENKLICHE DIAGNOSTIKMASSNAHMEN

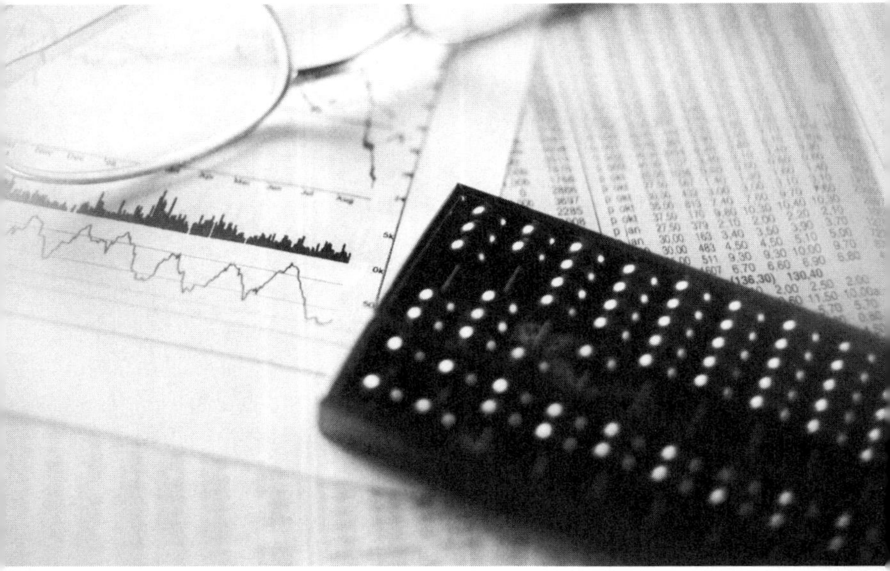

Den Anfang in der Auflistung und Beschreibung machen die nicht hinreichend auf wissenschaftliche Grundlagen und Aussagefähigkeit geprüften Maßnahmen für die Diagnostik. Hierzu gehören etwa die Bioresonanz, die Messung der Freien Radikale oder die erweiterte Immundiagnostik.

Bioresonanz

Frage: Meine Heilpraktikerin diagnostizierte nach abgeschlossener Brustkrebstherapie in meinem Körper »krankhafte Schwingungen«, die sie mittels Bioresonanz löschen will. Ist dieses Verfahren wissenschaftlich abgesichert und empfehlenswert?

Bioresonanzverfahren erfreuen sich sowohl für die Diagnostik als auch für die Therapie wachsender Beliebtheit. Die Erfinder (F. Morell und E. Raschke) haben die Bioresonanz im Jahr 1977 als MORA-Therapie vorgestellt und anschließend vermarktet. Die Wirkung des (Bioresonanz-)Gerätes wird folgendermaßen beschrieben: »Ihr Grundprinzip ist das Löschen krankhafter Informationen, die im Körper gespeichert sind, und zwar in Körperflüssigkeit oder in der DNA (= Erbgut) der Zellkerne.« So sollen krankhafte elektromagnetische Schwingungen in dem Gerät erkannt und um 180° gedreht den Patienten zugeführt werden, um die »krankhaften Schwingungen« zu löschen.

Bewertung

Wissenschaftlich konnte die Existenz technisch messbarer, krankheitsauslösender elektromagnetischer Schwingungen im menschlichen Körper bis heute auch mit modernsten Messverfahren nicht belegt werden. Nach dem Stand der bisherigen Forschung gibt es bezüglich der bioelektrischen Verfahren, z. B. der Bioresonanz, keine wissenschaftlichen Nachweise für deren Grundlagen und Wirksamkeit.

Dunkelfeldmikroskopie

Frage: Seit mehreren Jahren macht meine Ärztin Dunkelfeldmikroskopien von meinem Blut, um die Aktivität meines Immunsystems zu prüfen und ein eventuelles Wiederauftreten meines Brustkrebses frühzeitig zu erkennen. Ist das überhaupt möglich mit der Dunkelfeldmikroskopie?

Die Dunkelfeldmikroskopie ist eine so genannte »ganzheitliche Blutuntersuchung«, die u. a. Auskunft geben soll über das »innere Milieu«, über den Funktionszustand von Blutzellen sowie über Störungen durch Giftstoffe, z. B. Schwermetalle. Die Untersuchung des unbehandelten Bluts nach G. Enderlein im Dunkelfeld ermöglicht laut deren Fürsprecher die Beobachtung von »im lebenden Blut vorkommenden Mikroorganismen«. Nach Enderlein sind diese Mikroorganismen Vorstufen von Bakterien und Pilzen und für vielfältige Erkrankungen verantwortlich, u. a. für Krebs. Die Diagnostik ist Grundlage für eine so genannte »Isopathische Behandlung nach Enderlein«, die insbesondere bei chronischen Erkrankungen erstaunliche Erfolge erzielen soll. Eine wissenschaftlich akzeptable Dokumentation der Therapieerfolge liegt bislang nicht vor. Zur Untersuchung wird ein Tropfen Blut benötigt. Die Beobachtung des Blutes unter dem Dunkelfeldmikroskop soll u. a. Auskunft geben über das Abwehrsystem sowie über die Neigung zu Krebserkrankungen.

wissen **Phänomene – individuell interpretiert**

Dem 2004 erschienenen »Lehrbuch zur Dunkelfeldmikroskopie« von G. Weigel kann entnommen werden:
»Die Dunkelfeldmikroskopie nach Prof. Enderlein ist, streng genommen, keine wissenschaftliche Methode, sondern beruht auf der Erfahrung der Therapeuten, die diese Methode in der Praxis mit großem Erfolg anwenden. Die im Blut zu beobachtenden Phänomene werden daher teilweise völlig unterschiedlich interpretiert. Wenn man sich mit dieser Methode beschäftigt, ist das oft ein großes Problem.«
Demnach ist eine verlässliche Diagnostik und eine darauf aufbauende Therapie gar nicht möglich!

Bewertung

Aus wissenschaftlicher Sicht sind weder Dunkelfeldmikroskopie noch »Isopathische Therapie nach Enderlein« hinreichend auf Aussagefähigkeit, Qualität, Unbedenklichkeit und Wirksamkeit geprüft und müssen daher strikt abgelehnt werden.

Elektroakupunktur nach Voll (EAV)

Frage: Meine Heilpraktikerin hat bei mir mittels der Elektroakupunktur nach Voll (EAV) eine Veranlagung für Krebserkrankungen diagnostiziert und daraufhin eine durch EAV ermittelte, maßgeschneiderte Antioxidanzien- und Immuntherapie begonnen. Warum wird diese faszinierende Diagnostik- und Therapiemethode nicht häufiger eingesetzt?

Die Elektroakupunktur nach Voll (EAV) beruht auf der Messung eines Reizstromes an festgelegten Akupunkturpunkten der Körperoberfläche. Gemessen wird die Leitfähigkeit des Gewebes. Sie ist laut Fürsprecher der Methodik Ausdruck der Reaktionsfähigkeit des untersuchten Systems, also eines Teils des Gesamtorganismus, der mit dem jeweiligen Akupunkturpunkt in Verbindung steht. Die Methode soll eine Aussage über den Funktionszustand des korrespondierenden Organs erlauben. Der Theorie entsprechend lassen die Veränderung der Leitfähigkeit des Gewebes für Reizstrom krankhafte Entwicklungen im Organismus erkennen, bevor nicht reparable Schäden an Körperzellen eingetreten sind. So soll es möglich sein, die Selbstheilungskräfte des Körpers dergestalt zu unterstützen, dass Krankheiten verhindert oder überwunden werden können.

Bewertung

Aus wissenschaftlicher Sicht sind weder die experimentellen Grundlagen der EAV noch deren Aussagefähigkeit, Unbedenklichkeit und Wirksamkeit hinreichend belegt. Als Diagnostik-

info

Neben der Früherkennung von Krankheiten, u. a. Krebs, wird EAV verwendet zur Austestung geeigneter naturheilkundlicher Heilmittel sowie zur Erkennung und Beseitigung von Therapiehindernissen, u. a. Herde, Allergien. Wissenschaftlich fundierte Wirksamkeitsnachweise fehlen!

und Therapieverfahren ist die EAV abzulehnen, da ein Vorteil für Patienten nicht ersichtlich ist.

Messung freier Radikale

Frage: Mein Apotheker bietet die Messung »freier Radikale« im Blut an. Dies soll zur Früherkennung von einem Krebsrisiko bzw. einer Krebserkrankung sowie Entzündungen dienen. Sind derartige Untersuchungen sinnvoll? Sie sind auf Dauer ziemlich teuer!

Dem Körper stehen Schutzmechanismen gegen freie Radikale zur Verfügung, so genannte Antioxidanzien, z. B. bestimmte Vitamine, Enzyme, Spurenelemente, sekundäre Pflanzenstoffe. Sie schützen die Erbsubstanz, die Zellwände und die Eiweiße von Zellen vor dem Angriff der freien Radikale. Dieser Schutz funktioniert nicht komplett. Mit zunehmendem Alter, in Stresssituationen, bei bestimmten Therapien (z. B. Chemo-, Strahlen-, Antibiotika-Therapien) steigt die Gefahr des Antioxidanzienmangels. Ein solcher

Mangel kann (laut Fürsprecher) Krankheiten, z. B. Krebs, sowie Alterungsprozesse beschleunigen. Derzeit werden diverse Laboruntersuchungen angeboten, um die Belastung des Körpers mit freien Radikalen zu erkennen und die Funktion der antioxidativen Schutzsysteme zu beurteilen. Laut Werbung einer Vertreiberfirma kann beispielsweise mit einem Analysegerät für freie Radikale jeder Apotheker, Arzt, Heilpraktiker

- in nur sechs Minuten die Menge der freien Radikale im Blut von Patienten messen,
- die »Bindung von Patienten« erreichen,
- »Therapien mit antioxidativen Präparaten und/oder Melatonin« veranlassen.

info

Freie Radikale sind reaktive Sauerstoffverbindungen, die u. a. im normalen Stoffwechsel von Körperzellen oder durch Umweltfaktoren (z. B. Nikotin, Alkohol, UV Strahlen, Medikamente) anfallen. Sie werden verantwortlich gemacht für so genannte »Free Radical Diseases«, also Erkrankungen, hervorgerufen bzw. unterhalten durch freie Radikale. Hierzu gehört auch Krebs.

Als besonderer Werbegag bzw. Verkaufsanreiz wurde aus den Anfangsbuchstaben des Namens eines Analysegerätes formuliert:

»**F**rüherkennung chronisch entzündlicher/onkologischer Erkrankungen,

Richtig darstellen, über welche Leistungsstärke Ihre Praxis verfügt,
Auf keinen Fall Patienten an andere Therapeuten verlieren,
Steigerung der Liquidität und Rentabilität durch deutlich höhere und sofort verfügbare Einnahmen«.
Derartige Werbeaussagen charakterisieren die fragwürdige Seriosität von Anbieter und Messverfahren!

info

Von der nicht hinreichend auf Aussagefähigkeit getesteten Analyse freier Radikale im Blut muss dringend abgeraten werden. Sie geht meist mit zweifelhaften Empfehlungen zur Einnahme von Antioxidanzien einher und nutzt nur dem Umsatz der Anbieter, nicht jedoch den Patienten.

Bewertung

Aus wissenschaftlicher Sicht sind für die Messung freier Radikale aus dem Blut grundlegende Voraussetzungen nicht erfüllt. Zum einen sind die derzeit verwendeten Messgeräte nicht hinreichend auf Aussagefähigkeit (= Richtigkeit der Messung) getestet, zum anderen ist die Menge freier Radikale im Körper (bzw. im Blut) abhängig von vielen Faktoren (u. a. Lebensstil, Erkrankungen, Medikamente, aktueller Trainingszustand), so dass eine nicht ausreichend standardisierte Messung (wie sie meist in Apotheken, bei Heilpraktikern oder anbietenden Ärzten erfolgt) keine Aussage gestattet.

Erweiterte Immundiagnostik

Frage: Mein »onkologisch-ganzheitliches Zentrum« macht viermal im Jahr sehr teure Immunstatusbestimmungen (mehr als 600 Euro pro Analyse), die ich privat finanzieren muss. Es handelt sich um eine so genannte »erweiterte Immundiagnostik« und mir ist aufgefallen, dass für die meisten der untersuchten Zellzahlen/Zellaktivitäten keine Normbereiche, also gültige Vergleichswerte, existieren. Sind derartige Untersuchungen überhaupt sinnvoll?

Bundesweit bieten medizinische Laboratorien erweiterte Immunstatusbestimmungen an. Wenn eine abwehrsteigernde Therapiemaßnahme geplant ist, um das Immunsystem von Patienten zu normalisieren, sollte zunächst der zelluläre Immunstatus bestimmt werden. Die Untersuchungen sollten sich immer auf Werte beschränken, deren Bedeutung wissenschaftlich belegt ist. Nur so kann das Immunsystem auf sinnvolle Weise unterstützt und die Therapie verbessert werden. Ansonsten haben Patienten keinen Vorteil, sondern lediglich einen finanziellen Verlust. Ein Hinweis darauf, dass es sich um nicht sinnvolle Untersuchungen handelt, ist das Fehlen von Normbereichen – also Normalwerten.

info

Untersuchungen von Immunzellzahlen und Immunzellaktivitäten mit unbekannten Normbereichen sind für den Patienten und den Verlauf der Erkrankung belanglos, aber teuer!

info

Die äußerst kostspieligen Untersuchungen müssen als so genannte individuelle Gesundheitsleistung (IGeL) von den Patienten privat gezahlt werden, da die Krankenkassen die Kosten in der Regel nicht übernehmen.

Bewertung

Aus wissenschaftlicher Sicht ist es wichtig, den Immunstatus zu bestimmen, sofern dabei Werte erhoben werden, deren Bedeutung innerhalb des Krankheitsgeschehens bewiesen sind. Eine so genannte »erweiterte Immunstatusbestimmung«, deren Bedeutung völlig unklar ist, muss allerdings strikt abgelehnt werden, da sie keinen Nutzen bringt. Solche Untersuchungen dienen nur den Umsatzzahlen der Laboratorien.

NK-Zellen Funktionstest

Frage: Mein Arzt führt bei mir eine »maßgeschneiderte Immuntherapie« durch, die anhand eines NK-Funktionstests festgelegt wurde. Kann ich mich darauf verlassen, dass dieser teure, privat zu zahlende Test die optimale Immuntherapie findet?

Von so genannten »immunologischen/medizinischen Laboratorien« wird ein Test beworben, mit dessen Hilfe sich angeblich die Funktion von NK-Zellen (= natürliche Killerzellen) untersuchen

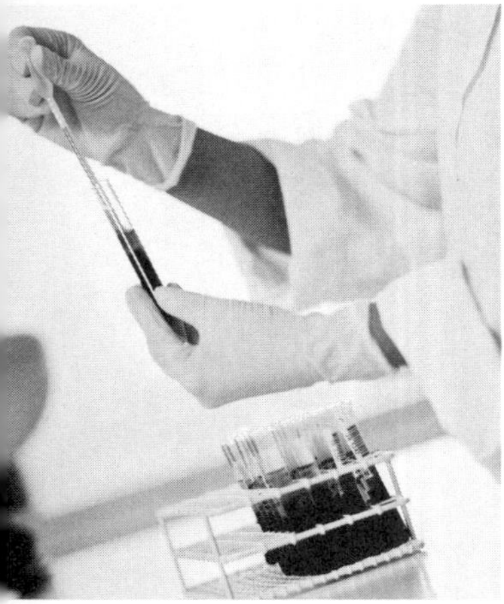

lässt. Diese NK-Zellen sind Zellen des Immunsystems und in der Lage, Fremdzellen (auch Krebszellen) zu zerstören. Eine eingeschränkte Funktion könne, laut Anbieter, mit Immuntherapeutika behandelt werden (u. a. Mistelextrakt, Thymusextrakt, Organpeptide). Dabei wird der Eindruck erweckt, dass es möglich sei, mit den Testergebnissen eine für alle Patienten maßgeschneiderte Immuntherapie mit optimaler Wirksamkeit anzubieten.

tipp **Teuer und nutzlos**

NK-Zellen-Funktionstests werden von so genannten »immunologischen/medizinischen Laboratorien« angeboten, sind teuer und werden von den Krankenkassen zu Recht nicht erstattet, da sie nicht auf Aussagefähigkeit überprüft sind. Aufgrund der Beschränkung auf eine Zellart (NK-Zellen) können sie zu definitiv falschen Therapieempfehlungen führen und sind somit strikt abzulehnen.

Aus wissenschaftlicher Sicht müssen NK-Zellen-Funktionstests abgelehnt werden, denn

- sie bewerten fälschlicherweise die Funktion des komplexen Immunsystems anhand einer einzigen Zellart (NK-Zellen),

- sie können zu falschen Therapieempfehlungen führen, da abwehrhemmende Zellen oder Botenstoffe unberücksichtigt bleiben,
- sie versprechen (nicht haltbare) individuell zugeschnittene Verbesserungen der Therapie,
- sie verursachen hohe Kosten, die von den Patienten selbst getragen werden müssen,
- sie bieten keinen therapeutischen Vorteil.

Optischer Erythrozytentest (OET)

Frage: Mein Heilpraktiker macht regelmäßig einen optischen Erythrozytentest (OET), da dieser Test die einzige Früherkennungsmöglichkeit nach erfolgreicher Krebstherapie sei. Was halten Sie vom OET?

Der OET basiert auf einer Beobachtung aus den 1950er Jahren, dass Erythrozyten (= rote Blutkörperchen) von einem »Eiweißfilm« umgeben sind, der sich beim Vorhandensein bestimmter Krankheiten verändert. Die Besonderheiten der Erythrozyten und des Blutplasmas können angeblich mit Hilfe eines speziellen Mikroskops (Phasenkontrastmikroskop) erkannt und bewertet werden.

Bewertung

Aus wissenschaftlicher Sicht fehlt dem OET jedwede Grundlage. Weder Wirkmechanismus noch Aussagefähigkeit des OET

info

Die Befürworter geben vor, dass der OET Blut gesunder und kranker Menschen mit einer hohen Sicherheit unterscheiden kann. Dieser Test soll insbesondere in der Lage sein, Krebserkrankungen frühzeitig zu erkennen. Ferner soll der OET bei Patienten nach erfolgreicher Krebsbehandlung eine sichere Nachkontrolle ermöglichen.

sind bekannt. Insbesondere aber fehlen vergleichende Untersuchungen mit standardisierten Testverfahren, um die Wertigkeit des OET zu dokumentieren. Von der fragwürdigen Messmethode wird abgeraten, da die Aussagefähigkeit nicht geprüft ist.

Redox-Serum-Analyse

Frage: Mein Arzt ist überzeugter Fürsprecher der orthomolekularen Medizin (= Vitamin-/Spurenelementgabe) und macht regelmäßig teure Redox-Serum-Analysen von meinem Blut, um mich optimal mit Vitaminen und Spurenelementen versorgen zu können. Ist diese Untersuchungsmethode (sowie die darauf beruhende Therapie) eigentlich wissenschaftlich gesichert?

Die Redox-Serum-Analyse (RSA: Komplexe Serum-Redoxdifferenz Provokationsanalyse) erlaubt laut Erfinder und Fürsprecher erstmals eine verlässliche Aussage über die individuelle, körpereigene Antioxidation, also die Fähigkeit zur Neutralisierung und Entgiftung freier Radikale. Sie informiert angeblich u.a. über Krebserkrankungen und spiegelt lebenswichtige Stoffwechselreaktionen des Körpers wider. Laut Werbung ist es durch die RSA möglich, »für jeden die richtigen Vitalstoffe (Vitamine und Spurenelemente) bereit zu stellen«, wodurch »die Gesundheit erhalten wird«, »Verschleiß und vorzeitiges Altern verhindert wird« und »Vorbeugung gegen Krankheiten möglich« ist. Das Testverfahren (RSA) beruht auf der Methode, dass den entnommenen Blutproben reaktive Substanzen (so genannte Oxidanzien, z.B. Koffein) zugesetzt werden. Die messbare Reaktion im Reagenzglas wird als Maß für die Entgiftungs- und Neutralisationskapazität betrachtet. Anhand der Messwerte sollen Rückschlüsse auf den individuellen Vitalstoffbedarf möglich sein. Man erhält dann einen maßgeschneiderten Rezepturvorschlag für Vitalstoffe.

info

Die Aussage, dass nur wiederholte Kontrollen des Bedarfs durch wiederholte RSA-Messungen und die den veränderten Messwerten angepasste Dosierung der Vitalstoffe den gewünschten Therapieerfolg sowie den gewünschten vorbeugenden Schutz garantieren können, ist eine unbewiesene Werbeaussage.

Bewertung

Aus wissenschaftlicher Sicht ist die RSA abzulehnen, da bislang keine Angaben zur Aussagefähigkeit mittels Vergleichsstudien vorliegen, das Verfahren demnach nicht auf Richtigkeit geprüft ist. Die komplexen Vitalstoffmischungen, die therapeutisch sinnvoll sein sollen, sind nicht auf Qualität, Unbedenklichkeit und Wirksamkeit geprüft, aber äußerst teuer. Letztendlich basiert eine nicht wirksamkeitsgeprüfte Therapie (Vitalstoffe) auf einer nicht wissenschaftlich evaluierten (geprüften) Messmethode (RSA).

Regulationsthermographie oder Thermographie

Frage: Meine ganzheitlich orientierte Tagesklinik macht regelmäßig eine privat zu zahlende Regulationsthermographie, da man mit dieser Methode sicher und ohne Nebenwirkungen ein eventuelles Wiederauftreten des Krebses erkennen kann. Ist das richtig?

Viele »innere Krankheiten« gehen mit lokalen Temperaturveränderungen einher, ohne dass es zu einer Fieberreaktion (= allgemeine Temperaturerhöhung) kommt. Allerdings beobachtete man eng begrenzte Temperaturveränderungen der Haut, die über einen Reflex von definierten inneren Organen zur Haut ausstrahlen. Dies nutzt die Thermographie-Methode. Die thermographischen Messungen erfolgen daher innerhalb dieser Hautzonen. Einer Theorie entsprechend ist ein gestörter Wärmehaushalt die Grundlage von chronischen Erkrankungen, u. a. Krebs. Die Wiederherstellung der Gesundheit ist nur über die Wiederherstellung der körpereigenen Regulation möglich. Therapeutisch sollen Naturheilverfahren eine optimale Wärmeregulation ermöglichen.

info

Nur für Studien geeignet

Privatkliniken und Privatpraxen (Ärzte und Heilpraktiker) bieten die Thermographie und die Regulationsthermographie als schonende, nicht in die Körperfunktionen eingreifende Diagnostikverfahren an, u. a. zur Diagnose von Krebs, Metastasen, Rezidiven sowie von Infektionen. Da die sehr teuren und privat zu zahlenden Diagnostikverfahren hinsichtlich Aussagefähigkeit in keiner Weise abgesichert sind, sollten Patienten sie strikt ablehnen, außer wenn sie kostenfrei in Studien durchgeführt werden – in deren Rahmen immer auch andere medizinisch anerkannte Diagnostikmaßnahmen durchgeführt werden!

info

Die Thermographie – also die Wärmemessung – in der Medizin basiert auf der Kenntnis des Wärmehaushaltes des Menschen. Über so genannte »Kontaktmessungen«, also Wärmemessung an bestimmten Hautstellen sollen objektive und wiederholbare Werte ermittelt werden, die auf Krankheiten bzw. krankhafte Zustände hinweisen.

Die Regulationsthermographie ist eine wesentliche Erweiterung der Thermographie, da nicht nur die Körpertemperatur, sondern die Wärmeregulationsfähigkeit des Organismus geprüft wird. Die Regulationsthermographie umfasst daher zwei Messungen: eine vor und eine nach einem standardisierten Abkühlungsreiz. Der Unterschied dieser beiden Werte ergibt die wesentlichen diagnostischen Hinweise darauf, ob der Körper in der Lage ist, den Wärmehaushalt korrekt zu regulieren.

Bewertung

Sowohl die Thermographie als auch die Regulationsthermographie sind bislang nicht in Vergleichsstudien auf Aussagefähigkeit und Richtigkeit überprüft. Aus wissenschaftlicher Sicht sind beide Diagnostikverfahren abzulehnen, da sie zu falschen Ergebnissen und in deren Gefolge zu falschen Therapien führen können. Dies könnte bei Krebspatienten auch in der Nachsorge gefährliche, gesundheitsgefährdende Folgen haben. Derzeit wird die Wertigkeit der Regulationsthermographie in einer klinischen Vergleichsstudie überprüft. Bis fundierte Daten vorliegen, sollte diese Diagnostik nur in Studien erfolgen.

Vega Test®

Frage: Mein Heilpraktiker hat mittels Vega Test® Störfaktoren in meinem Körper erkannt und eine umfangreiche und teure Therapie eingeleitet. Ist der Vega Test® ein anerkanntes Verfahren, das sinnvolle Therapien aufzeigen kann?

Der Vega Test® ist eine abgeänderte Form der Elektroakupunktur nach Voll (EAV). Dieses Verfahren ist laut Fürsprecher keine Therapiemethode, sondern ein Diagnoseverfahren, das Informationen über krank machende Faktoren liefern kann, gleichgültig, ob sie von außen einwirken oder körpereigen sind. Grundlage des Vega Tests® ist, dass der Körper bei Belastung mit einem krank machenden bzw. störenden Stoff mit einer Erhöhung des elektrischen Hautwiderstands reagiert, der mittels eines elektronischen Gerätes mit einem hochempfindlichen Widerstandsmesser gemessen werden kann. Auf diese Weise soll es möglich sein, Störfaktoren festzustellen, für die es keine andere Diagnosemethode gibt.

Bewertung

Aus wissenschaftlicher Sicht ist der Vega Test® abzulehnen, da bislang keine hinreichenden Angaben zur Aussagefähigkeit vorliegen, das Verfahren demnach nicht auf Richtigkeit geprüft ist.

NICHT HINREICHEND GEPRÜFTE THERAPIEMASSNAHMEN

Auch zur Vorbeugung von Krebserkrankungen oder Rückfällen werden vielfach Maßnahmen empfohlen, die bezüglich der Qualität, Unbedenklichkeit und Wirksamkeit nicht hinreichend geprüft sind. Diese Maßnahmen reichen von Trinken von Aloe-vera-Saft über die Bach-Blüten-Therapie bis hin zu Entgiftungstherapien.

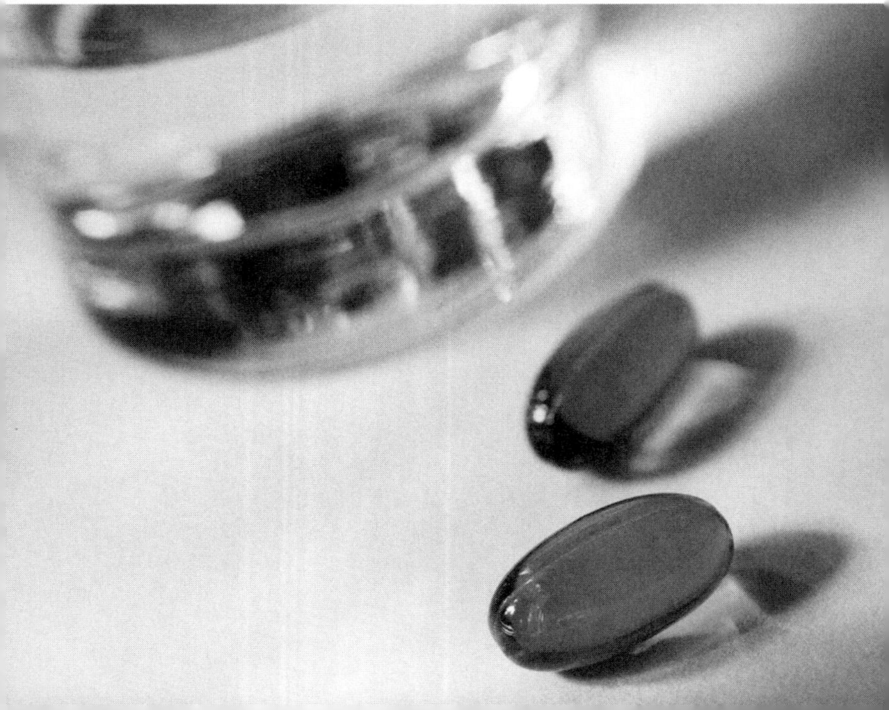

Aloe vera

Frage: Immer wieder sehe ich in Bioläden und in Zeitschriften Empfehlungen, Aloe-vera-Saft als abwehrsteigernde Maßnahme (u. a. zur Vorbeugung von Krebserkrankungen) zu trinken. Ist das ratsam?

Die Behandlung mit Pflanzensaft bzw. Essenz von Aloe barbadensis ist seit Jahrtausenden Bestandteil erfahrungsheilkundlicher Therapiekonzepte. Sie soll insbesondere das körpereigene Abwehrsystem stabilisieren und vorbeugend gegen Krebs und Infektionskrankheiten wirken. Als Behandlungsgrundlagen im Bereich der Krebserkrankungen werden u. a. angegeben: Linderung von Nebenwirkungen von Chemo-und Strahlentherapie sowie direkte (abtötende) Wirkung auf Krebszellen im Reagenzglas.

Experimentell konnten für Aloe vera Tumorzellen tötende Wirkungen nachgewiesen werden. Klinisch könnte Aloe vera sinnvoll sein, um

1. Nebenwirkungen der Standardtherapie zu reduzieren,
2. Hautreizungen durch Strahlentherapie zu mildern (lokale Anwendung), u. a. nach Abschluss der Therapiemaßnahmen (Nachsorge),
3. das geschwächte körpereigene Abwehrsystem anzuregen (Vorbeugung).

Bewertung

Wissenschaftlich fundierte klinische Untersuchungen bezüglich Qualität, Unbedenklichkeit und Wirksamkeit von Aloe vera fehlen bislang! Aufgrund viel versprechender erster experimenteller Untersuchungsergebnisse ist eine weitere Erforschung in Studienform sinnvoll und notwendig, ehe eine Empfehlung erfolgen kann.

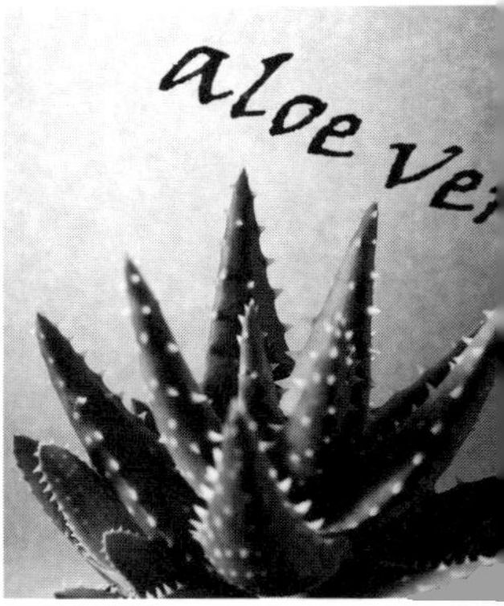

Bach-Blütentherapie

Frage: Ich bin 32 Jahre alt, habe vor kurzem eine Brustkrebstherapie (Operation, Chemo- und Strahlentherapie) erfolgreich abgeschlossen und wurde vom behandelnden Brustzentrum als »gesund entlassen«. Gegen unbestimmte Ängste, die meist in der Nacht auftreten, hat meine Heilpraktikerin mir Bach-Blüten empfohlen. Ist diese Therapie sinnvoll bzw. erfolgversprechend?

Die Bach-Blütentherapie erfolgt als Erweiterung der klassischen Homöopathie mit homöopathieartigen Aufbereitungen der wässrigen Auszüge von Blüten wild wachsender Pflanzen und Bäume.

Ziel der Therapie ist die »Hilfe zur Selbsthilfe« im seelischen Bereich. Dies ermöglicht die Freisetzung von »psychischer Energie (?)«, die für den ganzheitlichen Heilungsprozess notwendig sein soll. Bei Krebspatienten wird die Bach-Blütentherapie (»Rescue«-Tropfen) in Stress- und Notfallsituationen empfohlen. Innerhalb von 30 Sekunden sollen »Rescue«-Tropfen nach dem Schlucken Stresssituationen mildern und Angst behaftete Diagnostik- und Therapieverfahren ermöglichen.

info

Die Original Bach-Blüten zur Herstellung der Konzentrate sind als Heilmittel in Apotheken erhältlich. Sie werden nach wie vor an den von E. Bach benannten Fundorten gesammelt. Das »Bach Center« in Großbritannien garantiert in der Nachfolge von E. Bach für die Reinheit der Herstellung (= Qualität) nach seiner Original-Methode.

Bewertung

Wissenschaftlich betrachtet ist die Stellung der Bach-Blütentherapie mit der der klassischen Homöopathie vergleichbar. Sie ist bislang nicht hinreichend auf Unbedenklichkeit und Wirksamkeit geprüft und wird daher als therapeutische Maßnahme bei Krebserkrankungen oder in der Krebsnachsorge abgelehnt.

Individuell können Bach-Blütenextrakte möglicherweise definierte psychische Symptome (u. a. Angst- und Stresszustände) lindern und zur Stabilisierung der Lebensqualität, u. a. von Patienten nach abgeschlossenen Krebsbehandlungen, beitragen. Homöopathische- und Bach-Blütentherapien sollten ausschließlich von in der Anwendung erfahrenen Ärzten durchgeführt werden!

Beres-Tropfen

Frage: In unserer Frauenselbsthilfegruppe nach Krebs wurde eine sehr wirksame Immuntherapie mit Beres-Tropfen vorgestellt und diskutiert. Sind Beres-Tropfen tatsächlich stärkere Aktivatoren des Immunsystems als andere Substanzen, z. B. Mistelextrakte?

Beres-Tropfen enthalten nicht näher definierte organische und anorganische Bestandteile (Vitamine und Spurenelemente), die z. T. für Krebspatienten nicht angezeigt bzw. gesundheitsgefährdend sein können, z. B. Eisen (= Wachstumsfaktor für Krebszellen; krebserregend für Schleimhautzellen des Magen-Darm-Traktes). Laut Hersteller (Dr. J. Beres) sollen Beres-Tropfen das Immunsystem aktivieren. Wissenschaftlich fundierte klinische Studien liegen nicht vor, im Internet präsentierte Fallberichte können den Unbedenklichkeits- und Wirksamkeitsnachweis nicht belegen.

info

Beres-Tropfen enthalten nicht näher definierte Vitamine und Spurenelemente, u. a. auch Bestandteile, die ohne Indikation nicht verabreicht werden sollten (z. B. Eisen = krebserregend für Zellen des Magen-Darm-Traktes). Daher sollten sie nicht zur Vorbeugung von Krebs eingenommen werden!

Bewertung

Da keine wissenschaftlich fundierten Daten zu Qualität, Unbedenklichkeit und Wirksamkeit von Beres-Tropfen vorliegen, ist von deren Anwendung als Immunstimulanz zur Vorbeugung von Krebs abzuraten!

BioBran MGN-3®

Frage: Mein Krebstherapeut empfahl mir BioBran MGN-3® zur Rezidiv- und Metastasenprophylaxe. Ist diese extrem teure Maßnahme sinnvoll bzw. gibt es gesicherte Daten zur Wirksamkeit?

Laut Werbung (enthalten in der Broschüre eines Vertreibers: »Wissenschaftliche Untersuchungen für den Mediziner«) ist BioBran MGN-3® »eines der neuesten Wunderheilmittel, das auf dem amerikanischen Markt für Aufsehen sorgt«. Seine Anhänger berufen sich auf dokumentierte Fälle, in denen das Präparat »Krebs- und Hepatitis-C-Patienten geheilt sowie den Immunstatus von Menschen, die an AIDS oder dem Chronic-Fatigue-Syndrom (= chronisches Müdigkeitssyndrom) leiden, verbessert haben soll«.

Das sehr teure BioBran MGN-3® ist als Tablette oder wasserlösliches Pulver erhältlich und erfüllt laut Werbung die Anforderungen des japanischen Gesundheitsministeriums sowie der europäischen Lebensmittelbehörden als Nahrungsergänzung.

info

BioBran MGN-3® ist ein komplexer Zucker aus der Reiskleie und wurde erstmals in Japan hergestellt und verabreicht. Laut Werbung aktiviert die Substanz u. a. Zellen des Immunsystems wie Lymphozyten und natürliche Killer (NK)-Zellen und die Freisetzung von Botenstoffen, die u. a. eine effektive Krebsabwehr ermöglichen sollen.

Bewertung

Aus wissenschaftlicher Sicht ist BioBran MGN-3® weder hinreichend auf biologische und pharmazeutische Qualität, noch auf klinische Unbedenklichkeit und Wirksamkeit geprüft und muss deshalb zur Krebsvorbeugung bzw. als Krebsheilmittel entschieden abgelehnt werden.

Carnivora

Frage: In einer Illustrierten habe ich von einem Krebs zerstörenden Heilmittel gelesen, das aus einer Fleisch fressenden Pflanze gewonnen wird und Carnivora heißt. Kann ich ein derartiges Heilmittel auch vorbeugend einnehmen, so dass sich Krebszellen gar nicht erst entfalten können?

Carnivora wird aus dem Presssaft der Venusfliegenfalle (Dionaea muscipula) gewonnen und soll krebshemmende Wirkungen ha-

info

Bei der Anwendung von Nahrungsergänzungsmitteln bzw. Heilmitteln aus anderen Kulturkreisen, wie z. B. Südostasien, ist zu bedenken: Menschen unterschiedlicher Herkunft unterscheiden sich z. T. erheblich in ihren vererbten Reaktionsweisen, etwa im Hinblick auf ihren Stoffwechsel. Daher können wirksame Heilmittel zwar im entsprechenden Kulturkreis sinnvoll sein, bei Menschen mit anderen Erbanlagen hingegen besteht die Möglichkeit, dass die Wirkung ausbleibt bzw. sogar gegenteilige, unerwünschte Wirkungen eintreten. Daher ist vor der Anwendung von Heilmitteln anderer Kulturkreise eine Testung nach unseren westlichen Standards angezeigt, aber meist nicht erfolgt!

ben. Unter der Annahme, dass Fleisch fressende Pflanzen tierisches Gewebe verdauen können, sollen sie auch in der Lage sein, Krebsgewebe zu zerstören.

Bewertung

Bislang liegen keine wissenschaftlich fundierten Daten zur Qualität der Substanz sowie zu experimentellem Wirkmechanismus und zur Wirkung vor. Beweisführende klinische Untersuchungen (wissenschaftlich fundierte Studien) bezüglich Unbedenklichkeit und Wirksamkeit fehlen. Von der Anwendung von Carnivora muss daher dringend abgeraten werden.

Colon-Hydro-Therapie

Frage: Mein Heilpraktiker macht seit Monaten regelmäßig so genannte Colon-Hydro-Therapien zur Entgiftung nach vor Jahren abgeschlossener Chemotherapie. Diese therapeutische Maßnahme empfinde ich als unangenehm und teuer. Ist sie wirksam und unbedenklich in der Anwendung?

Die Colon-Hydro-Therapie (CHT) soll laut Fürsprecher die Möglichkeit bieten, den Dickdarm (Colon) mit Wasser (Hydro) zu spülen und von »Giften und Abfallstoffen« zu befreien. Durch die CHT sollen insbesondere Fäulnis- und Gärgifte aus dem Dickdarm entfernt werden, die u. a. durch falsche Ernährungs-

wissen

Eher eine Schwächung des Immunsystems

Die CHT muss aus Patienten-Schutzgründen abgelehnt werden, da durch die Wasserspülung des Dickdarmes auch die nützliche lokale Mikroflora (= ortsansässige Bakterien) entfernt wird. Da diese Bakterien absolut notwendig sind für die Funktion des Schleimhaut eigenen Immunsystems (u. a. im Darm), bewirkt die Entfernung der Bakterien eine Schwächung des lokalen und im Körper verteilten Abwehrsystems. Dies sollte unbedingt vermieden werden, insbesondere da ein Vorteil für Patienten durch die CHT bislang noch nie in ernst zu nehmenden Untersuchungen nachgewiesen wurde.

info

Technisch wird über ein Darmrohr angewärmtes Wasser in den Darm eingeführt und nach »sanfter Bauchmassage« meist über einen zweiten Schlauch ausgeleitet. Auf diese Weise soll der Dickdarm von Giften, Kotbestandteilen, Nahrungsresten usw. gereinigt werden.

gewohnheiten und bakterielle Fehlbesiedlung entstehen. Durch die Darmreinigung sollen u.a. Stoffwechsel und Immunsystem stabilisiert und die Darmtätigkeit angeregt werden. Dies soll dann letztendlich bei Patienten der Entgiftung und dem Schutz der Leber dienen (vor dem Anfluten großer »Giftmengen« aus dem Darm), die körpereigene Abwehr sowie den Stoffwechsel optimieren und die Lebensqualität während bzw. nach Chemo- und Strahlentherapien steigern.

Empfohlen wird die CHT von ihren Anhängern u.a. vorbeugend (z.B. vor Infekten) bzw. therapeutisch bei chronischen Erkrankungen (z.B. Krebs, Rheuma) sowie als abwehrsteigernde Maßnahme.

Bewertung

Wissenschaftlich betrachtet gibt es für die CHT weder eine ernst zu nehmende Grundlage noch Untersuchungen zu Unbedenklichkeit und Wirksamkeit. Sie ist daher mit Nachdruck abzulehnen und muss als Außenseitermethode und bloße Verdienstmöglichkeit betrachtet werden.

Entgiftungstherapie (ausleitende Verfahren)

Frage: Wird ein Körper durch eine Chemotherapie oder Strahlentherapie tatsächlich langfristig vergiftet, so dass teure Entgiftungstherapien im Anschluss notwendig sind?

Diese Therapieformen basieren auf der Idee, dass Krebs durch eine Störung des Gesamtorganismus verursacht wird, der Krebs demnach nicht Ursache, sondern Produkt der Erkrankung sei. Es wird ein so genanntes »System der Grundregulation« angenommen (Grund- bzw. Mesenchymsystem nach Pichinger), dessen Störung (z. B. durch »Schädigungsfaktoren«) zu Organstörungen, Verschlackungen sowie »Mesenchymblockade« führt und letztlich u. a. auch Krebserkrankungen verursacht. Die individuelle Beseitigung der Schädigungsfaktoren (z. B. durch so genannte »Herdsanierung«, »Symbioselenkung«, Vitamin- oder Spurenelementgabe, Colon-Hydro-Therapie, Nosoden, pflanzliche und homöopathische Medikamente) soll den Organismus u. a. bei der »Inaktivierung von Krebszellen« unterstützen.

info

Entgiftungstherapien bzw. ausleitende Verfahren werden von ihren Befürwortern als Bestandteil ganzheitlicher Therapiekonzepte, u. a. bei oder nach Krebserkrankungen, vorgeschlagen.

Bewertung

Aus wissenschaftlicher Sicht sind für die Entgiftungstherapie (ausleitende Verfahren) noch nicht einmal die Grundlagen wissenschaftlich bewiesen, auf denen das System aufbaut (Darstellung von Grund-/Mesenchymsystem bzw. dessen Grundregulation). Weiterhin sind auch die empfohlenen therapeutischen Verfahren nicht hinreichend auf Unbedenklichkeit und Wirksamkeit geprüft. Von der Anwendung »ausleitender Verfahren« muss daher abgeraten werden, bis deren Unbedenklichkeit und Wirksamkeit nachgewiesen wurde.

Fiebertherapie

Frage: In meinem ganzheitlichen Therapiezentrum erhalten nahezu alle Patienten eine so genannte Fiebertherapie, die das körpereigene Abwehrsystem aktivieren und vor Rezidiven bzw. Metastasen schützen soll. Ist eine Fiebertherapie auch für mich (Zustand nach Brustkrebs) angezeigt? Soll ich die hohen Kosten auf mich nehmen?

Grundlage der Fiebertherapie sind Entzündungsreaktionen, die entstehen, wenn Bakterien oder Viren therapeutisch verabreicht werden. Das Fieber ist die direkte Reaktion auf die Entzündung, bei der Fieber erzeugende immunologische Botenstoffe freigesetzt werden. Dabei handelt es sich um Eiweiße bzw. Eiweißbestandteile, die körpereigene Abwehrfunktionen in Gang setzen, verstärken oder hemmen. Sie bestimmen im Wesentlichen die Zahl und Funktion von Abwehrzellen, die für die Vorbeugung und Abwehr von Infektionskrankheiten und zum Teil auch für Krebs verantwortlich sind.

Bewertung

Obgleich zahlreiche Falldarstellungen in der Literatur vorhanden sind, gibt es bislang keine fundierte wissenschaftliche Studie, die einen therapeutischen Effekt der Fiebertherapie aufzeigt. Gut dokumentiert ist, dass Abwehrfunktionen durch die Fiebertherapie angeregt werden. Wie sich dies jedoch auf die Vorbeugung von Krebserkrankungen, Rezidiven oder Metastasen auswirkt, ist völlig unklar. Eine Fiebertherapie geht mit einer unkontrollierten unspezifischen Immunreaktion einher, u. a. mit der Freisetzung von Botenstoffen sowie Wachstumsfaktoren. Vor den gesundheitsgefährdenden Wirkungen von unkontrollierten Fiebertherapien (u. a. Wachstumsreiz für Krebszellen durch Botenstoffe und Wachstumsfaktoren, Herz-Kreislauf-Belastung, Krampfgefahr) sollte eindringlich gewarnt werden, auch vor den teilweise hohen Kosten, die privat zu zahlen sind.

Flor Essence

Frage: Eine sehr prominente deutsche Ärztin empfahl mir Flor-Essence-Tee zur Aktivierung meines Immunsystems bzw. zur Vorbeugung von Krebserkrankungen. Ist diese teure Maßnahme wirksam?

Flor Essence (vormals Essiac) ist ein pflanzliches Produkt, das eine kanadische Krankenschwester nach eigenem Bekunden 50 Jahre lang Patienten als Tee verabreicht hat. Sie hat das Rezept angeblich von einem indianischen Medizinmann erhalten. Vor ihrem Tod übertrug sie die Zusammensetzung und Herstellungsrechte (für Essiac) an eine kanadische Herstellerfirma, die das Produkt nach einem »Sonderabkommen« in Kanada produzierte. Laut unterschiedlicher Berichte enthält das Rezept (Essiac bzw. Flor Essence) u. a. Klette, indischen Rhabarber, Sauerampfer und glatte Ulme. Es können aber auch andere Bestandteile enthalten sein, somit ist das Produkt nicht angemessen standardisiert.

Bewertung

Aus wissenschaftlicher Sicht konnten bislang weder für Essiac noch für Flor Essence eine abwehrsteigernde oder gegen Krebs gerichtete Aktivität nachgewiesen werden. Daher muss, nicht zuletzt wegen des hohen Preises (insbesondere für Essiac) davon abgeraten werden, Essiac oder Flor-Essence-Tee anzuwenden.

Frischzellen-Therapie

Frage: Mein Frauenarzt riet mir, eine Thymusgesamtextrakt-(Thymusfrischzell-)Therapie einzuleiten. Die von ihm selbst hergestellten Extrakte können offenbar das Immunsystem sehr stark aktivieren und somit ein Wiederauftreten meines Brustkrebses verhindern. Kann ich mich darauf verlassen, dass selbst hergestellte Heilmittel (Thymusfrischzellextrakte) unbedenklich und wirksam sind?

Die Frischzellen- oder Frischzellextrakt-Therapie (auch Lebendzelltherapie oder Zelltherapie genannt) ist eine unspezifische Immuntherapie, welche u. a. die körpereigene Abwehr anregen soll. Hierzu werden tierische Organzellen bzw. deren Frischextrakte (z. B. vom Thymus) verwendet. Sie werden unter die Haut bzw. in den Muskel gespritzt oder in Tablettenform eingenommen. Besonders beliebt sind die Zellen bzw. Zellextrakte ungeborener Lämmer, die eine »revitalisierende« (= belebende) und abwehrsteigernde Wirkung haben sollen.

info

Für die Frischzellen-Therapie werden meist jungen oder ungeborenen Tieren Organe nach deren Tötung entnommen. Diese werden zerkleinert und als Extrakt aufbereitet.

Bewertung

Es liegen bislang keine wissenschaftlich fundierten Untersuchungen über die Krebs hemmende bzw. Abwehr steigernde Wirksamkeit der Frischzellen-/Frischzellextrakt-Therapie vor. Eine Wirkung zum Wohle der Patienten konnte nicht gezeigt werden. Die Therapie nutzt bislang allein der herstellenden Industrie bzw. den selbst produzierenden und anwendenden Therapeuten.

info

Alles andere als gut verträglich!

An dieser Stelle sollte noch auf die wissenschaftlich nicht nachgewiesene Unbedenklichkeit und Wirksamkeit von Thymusfrischextrakten hingewiesen werden, die standardisierten Thymuspeptidgemischen überlegen sein sollen. Weil die Thymusfrischextrakte nicht in einer reproduzierbar standardisierten Form angeboten werden können (womit sich die Qualität, Unbedenklichkeit und Wirksamkeit prüfen ließe), sollten solche Mittel in der wissenschaftlichen und an dem Wohle der Patienten ausgerichteten Medizin unter keinen Umständen verabreicht werden. Dies umso mehr, als es zu ernsthaften allergischen Reaktionen auf das verabreichte Eiweiß und auch zu Todesfällen unter dieser Therapie kommen kann.

Homöopathie

Frage: Da ich auch drei Monate nach Abschluss meiner Krebstherapie (Operation, Chemo- und Strahlentherapie wegen eines Hirntumors) noch unter massiver Übelkeit und Appetitlosigkeit leide, riet mein Arzt, eine homöopathische Therapie einzuleiten. Ist das zu empfehlen?

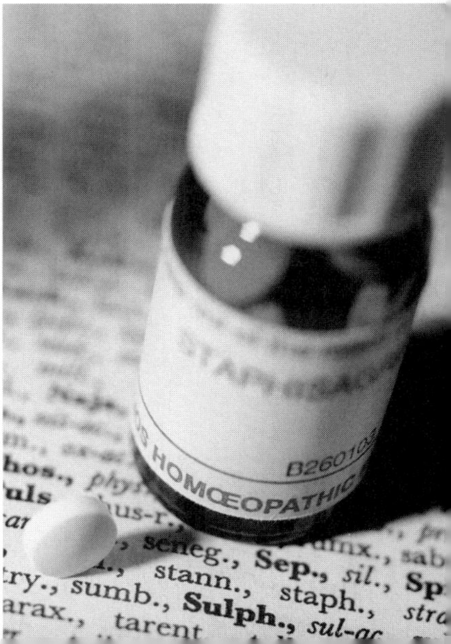

Die Homöopathie ist eine gezielte und individuelle Arzneimitteltherapie (= spezifische Reiztherapie), um die Selbstheilungskräfte des Organismus zu aktivieren. Sie basiert auf der von S. Hahnemann geäußerten Idee, »Gleiches sei mit Gleichem zu heilen«. Die homöopathische Arzneimittellehre umfasst eine Vielzahl an Präparaten mineralischer, pflanzlicher und tierischer Herkunft in unterschiedlichen Verdünnungsstufen (= Potenzierungen). Die individuelle Auswahl der Präparate erfolgt aufgrund der Beobachtung von Krankheitszeichen sowie vielfältiger patientenbezogener Merkmale. Die Dosierung der Arzneimittel richtet sich u. a. nach der jeweiligen Reaktionslage der Patienten. Die Verdünnungen der Grundsubstanzen sind zuweilen so stark, dass aufgrund physikalischer Gesetze kein Molekül an wirksamer Substanz mehr enthalten ist. Hier hilft vielleicht die Vorstellung, dass bei hohen Potenzierungen die Verdünnung so stark ist, als würde man einen Löffel voll Salz in den Bodensee kippen. Von den Befürwortern werden homöopathische Heilmittel in der Krebsmedizin vorbeugend, aber auch heilend sowie insbesondere als Zusatztherapie eingesetzt.

achtung

Es muss dringend davor gewarnt werden, homöopathische Therapiekonzepte als heilend zu betrachten und erprobte Krebs-Standardtherapien auszusetzen oder zu verzögern. Dies könnte lebensgefährlich sein!

Bewertung

Aus wissenschaftlicher Sicht sind homöopathische Therapieansätze in der Krebsmedizin bislang nicht auf Unbedenklichkeit und Wirksamkeit geprüft und daher abzulehnen. Individuell können homöopathische Zusatztherapien (u. a. gegen Übelkeit, Erbrechen, Durchfall, Schmerzen) Symptome lindern und zur Stabilisierung der Lebensqualität von Krebspatienten beitragen. Homöopathische (Zusatz-)Therapien sollten ausschließlich von in der Anwendung erfahrenen Ärzten durchgeführt werden!

Hulda-Clark-Therapie

Frage: Mein Heilpraktiker hat in meinem Körper Parasiten diagnostiziert, die u. a. Krebserkrankungen hervorrufen können. Da mich der Gedanke mit Ekel erfüllt, möchte ich alles tun, um die Parasiten loszuwerden. Ist die Therapie nach Hulda Clark dazu ausreichend?

Die »Heilverfahren aller Krebsarten nach Hulda Clark« basieren auf den Überlegungen der Erfinderin, dass der parasitäre Befall mit dem großen Darmegel (Fasciolopsis buski) in Kombination mit bestimmten Lösungsmitteln und Alkoholen die Ursache u. a. von Krebserkrankungen sind. Durch Schwarznusstinktur, Gewürznelken und Wermut, unterstützt durch einen so genannten »Zapper« (= elektrisches Gerät, das Schwachstrom aussendet), soll der Parasitenbefall bzw. die Krebserkrankung beseitigt werden.

Bewertung

Aus wissenschaftlicher Sicht gibt es keinen Hinweis auf die Richtigkeit der Parasiten-Theorie für die Entstehung von Krebs und dafür, dass die Heilverfahren aller Krebsarten nach Hulda Clark für die Behandlung und Vorbeugung von Krebs geeignet ist. Untersuchungen zur Qualität, Unbedenklichkeit und Wirksamkeit des Therapieverfahrens liegen nicht vor, von einer Anwendung muss dringend abgeraten werden.

Hyperthermie

Frage: Seit Beendigung meiner Hautkrebs-Therapie (Operation und Zytokintherapie) werde ich im mich betreuenden komplementärmedizinischen Zentrum ständig auf die Krebs (Rezidiv und Metastasen) vorbeugenden Effekte der milden Ganzkörperhyperthermie hingewiesen, die mir dringend empfohlen wurde. Eine derartige Hyperthermie soll u. a. das körpereigene Abwehrsystem aktivieren, so dass sich der Krebs nicht mehr entfalten kann. Meine Krankenkasse hat mitgeteilt, dass sie die Kosten für die milde Ganzkörperhyperthermie nicht übernimmt, da die Methode nicht auf Unbedenklichkeit und Wirksamkeit getestet ist. Stimmt das?

Die Hyperthermie (Überwärmung des Körpers) wird seit etwa 100 Jahren in der Krebstherapie und Krebsnachsorge angewendet und kann in unterschiedlichen Anwendungsformen erfolgen:

- Bei der aktiven Hyperthermie (Fiebertherapie) entsteht Fieber als Reaktion des Körpers (endogen) auf die Verabreichung von

Fieber erzeugenden Substanzen, meist Bakterien oder bakterielle Bestandteile. Das Fieber ist die direkte Antwort auf die künstlich erzeugte Entzündung und signalisiert, dass unspezifische Abwehrfunktionen (aktivierende/wachstumsfördernde und/oder hemmende/wachstumshemmende) in Gang gesetzt wurden.
- Die passive Hyperthermie führt durch Wärmezufuhr von außen (exogen) durch physikalische Methoden, z. B. Mikrowellen, Infrarotwellen, zu einer Erhöhung der Körpertemperatur. In der Regel meint man mit Hyperthermie die passive Form der Anwendung, bei der Wärme dem Körper von außen zugeführt wird. Die Wärmeanwendung/Hyperthermie kann den ganzen Körper umfassen (Gesamtkörperhyperthermie), auf bestimmte Gewebe gerichtet sein (lokale Hyperthermie) oder gezielt in Hohlräume erfolgen, z. B. Bauchhöhle.

Im Rahmen der Krebsnachsorge (als Rezidiv- und/oder Metastasenprophylaxe) wird von Fürsprechern insbesondere die Ganzkörperhyperthermie (GKH) empfohlen. Diese Empfehlungen basieren ausschließlich auf experimentellen Untersuchungen zur Hyperthermie (wissenschaftlich fundierte klinische Daten fehlen bislang komplett), bei denen Temperaturen über 40 °C u. a. Immunfunktionen anregten, Krebszellen abtöteten, die Blutversorgung in Tumoren veränderten, was u. a. zu Gefäßverschlüssen und zum Absterben führte. Diese experimentellen Erkenntnisse haben dazu geführt, dass die Hyperthermie zuweilen als »vierte Säule der Krebsbehandlung« neben Operation, Chemo- und Strahlentherapie bezeichnet wird. Insbesondere Privatkliniken und Praxen (Ärzte und Heilpraktiker) bieten die unterschiedlichen Hyperthermieverfahren werbewirksam an, ohne dass bislang jedoch ein gesicherter Unbedenklichkeits- und Wirksamkeitsnachweis erfolgt wäre. Die GKH wird von ihren Befürworten in der Krebsnachsorge zur Rezidiv- und Metastasenprophylaxe angeboten. Die Körpertemperatur wird auf mehr als 41 °C erhöht und über einen Zeitraum von 45–60 Minuten gehalten. Während dieser Behandlung wird der Proband (Patient!?) medikamentös ruhig gestellt, das Herz-Kreislauf-System und andere Körperfunktionen müssen regelmäßig überprüft werden. Als vorbeugende Maßnahme wird meist die »milde GKH« mit Temperaturen bis zu 40 °C angewendet, die bis zu mehreren Stunden gehalten wird.

tipp

Daher sollten alle Patienten kritisch abwägen, ob Hyperthermiebehandlungen (insbesondere wiederholt durchgeführte, kostenintensive Ganzkörperhyperthermien als rezidiv-, metastasen- oder allgemeinprophylaktische Maßnahme) überhaupt einen therapeutischen Vorteil bringen können und sich unbedingt eine »zweite Meinung« in einem der zahlreichen universitären Hyperthermiezentren einholen.

Bewertung

Die Hyperthermie wird zurzeit intensiv erforscht, insbesondere in Kombination mit Chemo-, Strahlen- oder/und Immuntherapie. Möglicherweise kann sie in Zukunft (nach angemessener

wissen

Nur eine Hypothese

Über die Wirksamkeit der GKH gibt es unterschiedliche Auffassungen. Wissenschaftlich haltbare Untersuchungen liegen nicht vor! Die zuweilen genannte Abwehr steigernde Wirkung der (milden) GKH, die eine Rezidiv- oder Metastasenprophylaxe ermöglichen soll, muss in Studien überprüft werden. Solange dies nicht erfolgt ist, gilt diese Vorstellung als unbewiesene Hypothese. Daher ist die milde GKH als Krebs vorbeugende Maßnahme sowie als Rezidiv- und Metastasenprophylaxe in der Krebsnachsorge strikt abzulehnen, da die Wirksamkeit und insbesondere die Unbedenklichkeit bislang nicht belegt sind.

Überprüfung) die Krebs-Standardtherapien erweitern. Derzeit liegen keine gesicherten Unbedenklichkeits- und Wirksamkeitsnachweise vor, insbesondere im Hinblick auf die alleinige Anwendung der unterschiedlichen Hyperthermieverfahren, z. B. als GKH zur Rezidiv- und/oder Metastasenprophylaxe in der Nachsorge.

Achtung: Manche Privatkliniken und Praxen kombinieren die nicht wirksamkeitsgeprüften Hyperthermieverfahren (u. a. die milde GKH) mit anderen nicht wirksamkeitsgeprüften Außenseitermethoden und Heilmitteln, die in Deutschland oft nicht zugelassen sind. Diese Therapien bzw. Vorbeugemaßnahmen gegen Rezidive oder Metastasen und ihre Kombinationen sind bislang allesamt nicht auf Qualität, Unbedenklichkeit und Wirksamkeit geprüft. Außerdem sind sie mit erheblichen Kosten verbunden und können für Patienten gefährlich sein, da bislang nicht geklärt ist, ob sie über unspezifische, nicht-kontrollierbare Immunreaktionen (z. B. über Botenstoffe, so genannte Wachstumsfaktoren) auch Krebszellen zum Wachstum anregen.

Imusan

Frage: Im Internet habe ich ein rein pflanzliches Heilmittel (Imusan) ausfindig gemacht, das die körpereigene Abwehr kräftigen soll. Da ich biologischen Produkten gegenüber sehr aufgeschlossen bin, möchte ich anfragen, ob es wissenschaftliche Daten (Studien) zum Imusan gibt? Es ist nämlich ziemlich teuer und wird nicht von meiner Krankenkasse bezahlt.

Laut Hersteller/Vertreiber ist Imusan ein biologisches Produkt aus den Extrakten verschiedener Heilpflanzen und soll die normale Immunfunktion unterstützen. Es enthält die gleichen Bestandteile wie das frühere SPES, allerdings ohne den Zusatz von Alprazolam (= starkes Schlaf- und Betäubungsmittel). Es wirkt laut Hersteller/Vertreiber wie das frühere SPES (Januar 2006; Internetpräsentation medpro Holland B. V.).

Bewertung

Aus wissenschaftlicher Sicht sind weder die Einzelkomponenten noch deren Kombination hinsichtlich klinischer Unbedenklichkeit und Wirksamkeit hinlänglich geprüft. Da der Wert der

Imusan-Therapie bei Krebspatienten oder zur Vorbeugung einer Krebserkrankung nicht ersichtlich ist, sollte sie so lange unterbleiben, bis Unbedenklichkeit und Wirksamkeit aufgezeigt sind.

Kombucha-Teepilz

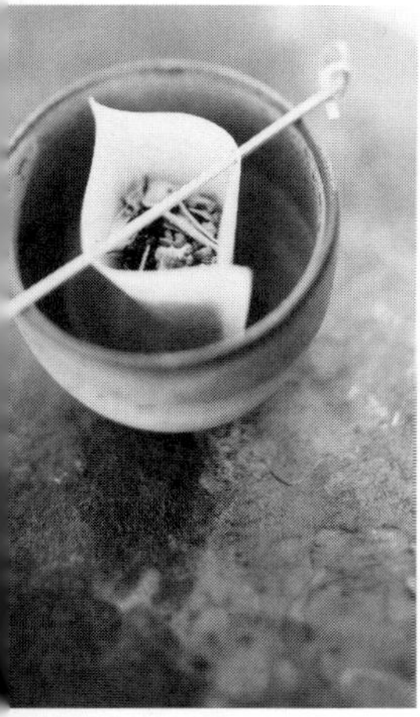

Frage: In meinem Bioladen wird seit kurzem Kombucha-Teepilz angeboten. Laut Beschreibung kann man durch regelmäßiges Trinken von Kombucha-Tee das Abwehrsystem anregen und sich vorbeugend vor Krebs schützen. Gibt es wissenschaftliche Untersuchungen zu diesem Heilmittel der traditionellen asiatischen Medizin?

Der Teepilz Kombucha ist seit Jahrtausenden ein Volks- und Heilmittel in Südostasien und wird u. a. bei Krebserkrankungen empfohlen. Laut Werbung soll Kombucha-Tee den Körper entgiften, den Stoffwechsel regulieren und insbesondere zur Vorbeugung und Nachbehandlung von Krebserkrankungen sinnvoll sein.

Bewertung

Aus wissenschaftlicher Sicht ist Kombucha-Tee für die Behandlung von Krebspatienten und für die Krebsvorbeugung strikt abzulehnen, da Qualität, Unbedenklichkeit und Wirksamkeit in keiner Weise belegt sind.

achtung

Das Trinken größerer Mengen Kombucha birgt hohe gesundheitliche Risiken!
Wissenschaftlich fundierte Untersuchungen liegen bislang nicht vor. Die Einnahme des Tees geht häufig mit Nebenwirkungen einher, z. B. allergische Reaktionen, Übelkeit, Erbrechen.

Laetrile

Frage: Ich habe von einem ganz neuen Vitamin (Vitamin B-17) gelesen, das ein Wiederauftreten von Krebserkrankungen verhindern kann. Soll ich mir dieses Vitamin B-17 besorgen? Es ist zwar sehr teuer, aber wenn es mir hilft und es empfehlenswert ist, werde ich alles daransetzen, dieses Vitamin zu bekommen!

Das synthetisch hergestellte Heilmittel Laetrile ist chemisch verwandt mit Amygdalin (auch Vitamin B-17 genannt), einem natürlichen Bestandteil aus den Kernen von Aprikosen, Mandeln und anderen Früchten. Laut Fürsprecher wird Laetrile angewendet, um Krebserkrankungen zu therapieren, um Rezidive zu verhindern, um eine Chemotherapie verträglicher zu machen und um Vitaminmangel auszugleichen. Derzeit verfügbare klinische Daten ergeben keinen wissenschaftlich-fundierten Rückschluss auf eine Wirksamkeit von Laetrile zur Vorbeugung von Krebs, allerdings sind schwerwiegende Nebenwirkungen (so genannte Zyanidvergiftungen) im Zusammenhang mit der Laetrile-Therapie aufgetreten.

Bewertung

Aus wissenschaftlicher Sicht gibt es keinen Beleg für die Qualität, Unbedenklichkeit und Wirksamkeit von Laetrile zur Vorbeugung von Krebserkrankungen. Von einer Anwendung muss daher, insbesondere auch wegen möglicher gesundheitsgefährdender Nebenwirkungen, dringend abgeraten werden.

Magnetfeld-Therapie

Frage: Meine Ärztin legt die meisten ihrer Krebspatienten (auch nach abgeschlossener erfolgreicher Therapie) auf Magnetfeld-Matten zur Magnetfeld-Therapie. Dies soll Körperzellen stabilisieren und vor Erkrankungen (z. B. Krebs) schützen. Ist diese teure Maßnahme zur Vorbeugung von Krebserkrankungen bzw. Rezidiven sinnvoll?

Die Magnetfeld-Therapie soll mittels angepasster Magnetfelder Zellschäden und daraus entstehende Krankheiten beheben bzw. deren Entstehen vorbeugen. Grundlage der Magnetfeld-Therapie sind Überlegungen, dass elektromagnetische Schwingungen wesentliche Steuerungselemente für Wachstum und Funktion von Zellen darstellen. Beim Menschen werden beispielsweise pro Sekunde mehrere Millionen Zellen erneuert. Dabei, so die Überlegung, übertrage jedes Mal eine absterbende Zelle genetische Information zur nachfolgenden Zelle. Störungen dieser Übertragung führen zu Zellschäden, aus denen Krankheiten entstehen können.

Bewertung

Aus wissenschaftlicher Sicht ist die Magnetfeldtherapie bezüglich Wirkmechanismus, Unbedenklichkeit und Wirksamkeit nicht einmal annäherungsweise ausreichend erforscht und kann daher nicht empfohlen werden.

Megamin®

Frage: Auf einer Patientenveranstaltung wurde ein Präparat aus gemahlenem Stein (Zeolith) vorgestellt, das zur Vorbeugung und Therapie fast aller Krebserkrankungen empfohlen wurde. Ist der Kauf bzw. die Einnahme dieses teuren Nahrungsergänzungsmittels sinnvoll?

In Internet, Presse, Funk und Fernsehen wird Megamin® zur Vorbeugung und Therapie unterschiedlicher Erkrankungen (u. a. Krebs) beworben, ohne dass Qualität, Unbedenklichkeit und Wirksamkeit der Substanz hinreichend nachgewiesen wurden. Kontrollierte klinische Untersuchungen zu Megamin® sind in der wissenschaftlichen Literatur nicht zu finden. Außerdem muss vor möglichen Verunreinigungen der »natürlichen Zeolithe« gewarnt werden (u. a. durch Schwermetalle), die bei Einnahme der empfohlenen, hohen Megamin®-Dosen möglicherweise zu Vergiftungserscheinungen führen könnten.

info

Megamin® stammt aus Kroatien (Entdecker T. Lelas), ist dort als Nahrungsergänzungsmittel registriert und enthält natürliche, tribomechanisch aktivierte (= feinst zermahlene) Aluminiumsilikate (so genannte Zeolithe). Aufbereitete, gemahlene Zeolithe werden in Kapseln verpackt und als Nahrungsergänzungsmittel in Umlauf gebracht.

Bewertung

Megamin® ist in Deutschland mangels Zulassung nicht verkehrsfähig, d. h. es kann über die offiziellen Bezugswege (z. B. Apotheke) hierzulande nicht erworben werden. Es gibt keine wissenschaftlichen Hinweise auf Qualität, Unbedenklichkeit und Wirksamkeit, demnach kann es weder zur Vorbeugung von Krebs noch sonstwie empfohlen werden. Wegen der möglichen Gesundheitsgefährdung und wegen des hohen Preises wird dringend von der Einnahme abgeraten.

Neue Medizin

Frage: Im Internet habe ich von der »Neuen Medizin« nach Dr. Hamer gelesen und war sehr befremdet, dass sie auch »Germanische Neue Medizin« genannt wird. Bei allen Vorbehalten gegen diese Namensgebung frage ich mich, ob man mit den Methoden der »Neuen Medizin« tatsächlich eine Krebserkrankung frühzeitig erkennen kann? Dies könnte dann vielleicht in der Nachsorge von Vorteil sein, auch für mich, einem erfolgreich therapierten Prostatakarzinompatienten?

Die »Neue Medizin« (NM) wurde im Jahr 1981 von R. G. Hamer begründet. Sie gibt vor (Beweise fehlen), eine »naturwissenschaftliche Medizin« zu sein und gründet auf wissenschaftlich nicht nachvollziehbaren Naturgesetzen. Auslöser für »so genannte Erkrankungen« (u. a. auch für Krebs) sind laut NM immer Schockerlebnisse (= biologische Konflikte), die »Dirk-Hamer-Syndrom« genannt werden. Die Lösung des biologischen Konfliktes leitet die Heilungsphase ein und kann auf Organebene (»der Krebs stoppt«) und auf Gehirnebene (Ödembildung um den so genannten Hamer'schen Herd) nachgewiesen werden. Wurde der Konfliktschock herausgefunden, sollten mit dem Patienten zusammen Lösungen für seine Konflikte gesucht werden. »Je mehr Charisma ein Therapeut hat und je gesünder sein Menschenverstand, desto effektiver ist nach der Neuen Medizin auch die reale und geistige Lösung des Konfliktes«. Da Krankheiten (inklusive Krebs) laut der Neuen Medizin keine Krankheiten, sondern »Teile eines sinnvollen biologischen Sonderprogramms sind«, überleb-

achtung

Von der Anwendung der »Neuen Medizin« zur Krebserkennung, Krebstherapie und in der Krebsnachsorge muss aus wissenschaftlicher Sicht strikt abgeraten werden, da sie nicht auf Qualität, Unbedenklichkeit und Wirksamkeit geprüft ist. Dokumentierte Beispiele von unangemessener Behandlung (der Fall Olivia Pilhar erregte Mitte der 1990er Jahre weltweite Aufmerksamkeit), insbesondere von Krebspatienten, sollten alle Patienten aufhorchen lassen. Auch der zeitliche Verzug einer mit Heilungsaussichten versehenen anerkannten Therapie durch einen unangemessenen Diagnostik- und Behandlungsversuch mit der »Neuen Medizin« könnte letztlich die Lebensqualität und die Überlebenszeit von Krebspatienten beeinträchtigen, was unbedingt zu vermeiden wäre.

ten durch alleinige Konfliktlösung 95 % aller Krebspatienten mit der Neuen Medizin.

Bewertung

Aus wissenschaftlicher Sicht entbehren die diagnostischen und therapeutischen Ansätze der NM jeder Grundlage. Nach internationalen Vereinbarungen sollen diagnostische und therapeutische Verfahren auf Aussagefähigkeit, Qualität, Unbedenklichkeit und Wirksamkeit geprüft sein, ehe sie zur Anwendung kommen. Dies ist bei den selbst erdachten Diagnostik- und Therapieverfahren der NM in keiner Weise gegeben, weshalb unbedingt davon abgeraten werden muss, diese zur Krebserkennung, -vorbeugung und -therapie anzuwenden. Außerdem sollte die NM keinesfalls mit der wissenschaftlich begründeten Medizin oder mit traditionellen medizinischen Ansätzen aus anderen Kulturkreisen (z. B. Traditionelle Chinesische Medizin, Ayurveda Medizin) und auch nicht mit der zuweilen kontrovers diskutierten hiesigen Erfahrungsheilkunde in Verbindung gebracht werden. Alle genannten Medizinrichtungen beruhen auf (z. T. unterschiedlichen, aber nachvollziehbaren) experimentell-molekularen oder klinischen Grundlagen.

Noni-Saft

Frage: In meinem Bioladen wird Noni-Saft angeboten, u. a. zur Aktivierung des Immunsystems. Damit soll auch eine Vorbeugung von Krebs, Infektionen und Alterungsprozessen möglich sein. Stimmt das?

Noni ist der Saft der tropischen Strauchfrucht **Morinda citrifolia**. Es gibt zahlreiche andere **Morinda**-Arten, deren Wurzel- und Blütenextrakte (nicht aber deren Fruchtsäfte) auf ihre gesundheitsfördernden Wirkungen untersucht wurden. Für **Morinda citrifolia** (insbesondere für dessen Fruchtpresssaft = Noni-Saft) sind wissenschaftlich haltbare Untersuchungen auf Qualität, Unbedenklichkeit und klinischer Wirksamkeit bislang nicht bekannt. Laut Werbung enthält Noni-Saft neben einer Vielzahl von Vitaminen und Spurenelementen auch spezielle Enzyme, die offenbar positive Wirkungen auf Abwehrleistungen des menschlichen Körpers haben sollen. Für alle Behauptungen gibt es bislang keinerlei wissenschaftlich fundierte Hinweise.

info

Noni-Saft wird in Deutschland über ein Vertreibernetz angeboten und zu einem hohen Preis verkauft. Laut Morinda Int. Deutschland GmbH werden ständig »fähige Personen gesucht, die einen Vertrieb aufbauen möchten«! Der Verkauf erfolgt u. a. durch kleinere Betriebe (Naturkostläden) oder durch Kundenempfehlungen im privaten Bereich und wird mit »einer großzügigen, absatzabhängigen Prämie vergütet«.

Da Noni-Saft nicht hinreichend auf Qualität, Unbedenklichkeit und Wirksamkeit geprüft ist, wird aus medizinischen Gründen strikt davon abgeraten, ihn anzuwenden.

Bewertung

Die bislang veröffentlichten Untersuchungsdaten über die Wirkung und Wirksamkeit des Fruchtsaftes aus Morinda citrifolia (Noni-Saft) bei Krebspatienten sind mehr als ernüchternd. Die internationale, begutachtete Literatur enthält keinen Hinweis auf irgendeine wissenschaftlich nachgewiesene klinische Wirksamkeit von Noni Saft bei Krebspatienten – weder zur Vorbeugung noch zur Therapie. Selbst glaubhafte Falldarstellungen fehlen. Wie bei Außenseitermethoden bekannt, wirbt die Vertreiberfirma mit nicht nachvollziehbaren Falldarstellungen, welche die Unbedenklichkeit und Wirksamkeit des Saftes nahelegen sollen. Außerdem fallen bei den empfohlenen Dosierungen sehr hohe Kosten an, ohne dass irgendeine vorteilhafte Wirkung zu erwarten wäre.

Nosoden-Therapie

Frage: Meine Ärztin, die u. a. auf Naturheilverfahren spezialisiert ist, hat mir eine Nosoden-Therapie empfohlen. Sie hat mit dieser mir unbekannten Therapie beste Erfahrungen gemacht und hat mir erklärt, dass dies der sicherste Weg sei, einer Brustkrebserkrankung vorzubeugen. Trifft diese Aussage zu für eine Frau (36 Jahre) mit Mastopathie?

Nosoden sind Hochpotenzen (= starke homöopathische Verdünnungen) von krankheitsauslösenden körpereigenen oder körperfremden Substanzen, einschließlich Viren und Bakterien. Die eigentlich krank machende Wirkung der Nosoden soll durch die homöopathische Zubereitung aufgehoben und in spezifische aktivierende Reize für das körpereigene Abwehrsystem umgewandelt werden. Als immunaktive Substanzen sollen Nosoden (laut Fürsprecher) u. a. sinnvoll sein zur Krebsvorbeugung, zur Behandlung von Vorstufen bestimmter Krebsarten sowie zur Vorbeugung von Rezidiven und Metastasen.

Bewertung

Aus wissenschaftlicher Sicht ist die Nosoden-Therapie bislang nicht hinreichend auf Qualität, Unbedenklichkeit und Wirksamkeit geprüft und daher zur Vorbeugung und Therapie von Krebserkrankungen nicht empfehlenswert.

Obst- und Gemüsekonzentrate

Frage: Mein Arzt erklärte mir, dass unser Obst und Gemüse nicht mehr genügend Vitamine und Spurenelemente enthalte bzw. dass die Menge an Obst und Gemüse, die wir verzehren, zu gering sei, um den täglichen Bedarf an lebensnotwendigen Mikronährstoffen aufzunehmen. Er empfahl mir Konzentrate aus Obst und Gemüse, die alle notwendigen Bestandteile enthalten und die der beste Schutz vor Krebserkrankungen seien. Ist das richtig?

Derzeit werden Obst- und Gemüsekonzentrate verschiedener Hersteller/Anbieter über das Internet sowie über Empfehlungen im persönlichen Umfeld vertrieben. Die Weiterempfehlung bzw. die Verkaufsanbahnung der Präparate wird vergütet und von einigen Anbietern als »lohnende, individuelle Verdienstquelle« beworben.

Laut Werbung handelt es sich bei den Präparaten um natürliche, aus reif geernteten Obst- und Gemüsesorten gewonnene, pflanzenstoffhaltige Nahrungsergänzungsmittel. Als Grundlage für deren Einnahme wird auf Mängel beim Verzehr von Obst und Gemüse verwiesen, die mit erhöhter Krankheitsanfälligkeit (u. a.

Herz-Kreislauferkrankungen und Krebs) sowie mit vermindertem Wohlbefinden einhergehen sollen. Laut Werbung sollen die in den Obst- und Gemüsekonzentraten enthaltenen Nährstoffe (u. a. Vitamine, Spurenelemente, sekundäre Pflanzenstoffe, Chlorophyll, Antioxidanzien) sich ideal ergänzen und dadurch einen wichtigen Beitrag zur Gesundheit leisten.

Bewertung

Aus wissenschaftlicher Sicht muss angemerkt werden, dass die in den Obst- und Gemüsekonzentraten enthaltenen Einzelbestandteile sowie deren nicht nachvollziehbare Kombination weder experimentell noch klinisch hinreichend auf ihre Wirksamkeit geprüft sind. Daher wird von der kostspieligen Einnahme abgeraten!

achtung

In der Internetwerbung eines Herstellers/Vertreibers von Obst- und Gemüsekonzentraten wird u. a. auf eine Untersuchung verwiesen, bei der nach Einnahme des Präparates relevant erhöhte β-Carotin-Werte im Blut der Probanden gemessen wurden. Dies kann **für Raucher gesundheitsgefährdend** sein, da die erhöhte Aufnahme von β-Carotin in dieser Personengruppe mit einem deutlich (signifikant) erhöhten Risiko für die Entstehung von Lungenkrebs einhergeht. Dies wurde in wissenschaftlich-fundierten klinischen Studien nachgewiesen!

Ozontherapie

Frage: Mein Heilpraktiker hat mir vorbeugende (zur Rezidiv- und Metastasenprophylaxe) Ozontherapien verordnet. Da ich die hohen Kosten selbst tragen muss, möchte ich wissen, ob eine Ozontherapie sinnvoll ist?

Die Ozontherapie und ihre Variationen (u. a. Sauerstoff-Ozon-(Eigenblut)-Therapie, Ozon-Eigenblut-Therapie, hyperbare Ozontherapie) werden von ihren Fürsprechern u. a. zur Nachbehandlung bei Krebserkrankungen, als Begleittherapie während und nach Strahlen- und Chemotherapien sowie zur Verbesserung von Lebensqualität und Abwehrlage verabreicht. Es gibt zahlreiche Theorien zum Konzept der Ozontherapie, u. a. Regulation des Sauerstoff-Stoffwechsels, Verbesserung der Fließeigenschaften des Blutes, Heilung und Ablösung von Wunden, Aktivierung körpereigener Enzyme und Abwehrfaktoren. Wissenschaftlich fundierte Untersuchungen zur Unbedenklichkeit und Wirksamkeit des Verfahrens (u. a. zur Krebsvorbeugung) liegen bislang nicht vor. An Nebenwirkungen sind beschrieben: u. a. Schmerzen im Einstichbereich, eitrige Entzündungen im Bereich der Einstichstelle (Spritzenabszesse), Kopfschmerzen, Schwindel, Übelkeit, Herzrhythmusstörungen bis hin zu Todesfällen.

Bewertung

Es gibt keine wissenschaftlich fundierten Hinweise auf Qualität, Unbedenklichkeit und Wirksamkeit der Ozontherapie, weder bei Krebserkrankungen noch bei anderen Indikationen, z. B.

info

Das Ozon-Sauerstoff-Gemisch (Oxyon) wird mittels eines Ozongenerators aus medizinisch reinem Sauerstoff gewonnen und als Injektion (u. a. in bzw. unter die Haut, in Muskeln, in Gelenke gespritzt) oder als äußerliche Anwendung verabreicht.

zur Krebsvorbeugung. Da vielfältige (auch schwere gesundheitsgefährdende) Nebenwirkungen der Therapie dokumentiert sind, wird von deren Anwendung abgeraten!

PC-SPES (SPES)

Frage: Bei Veranstaltungen einer großen deutschen Patientengesellschaft, die für biologische Krebstherapien eintritt, wurden chinesische Kräutermixturen empfohlen. Sie sollen insbesondere bei Prostatakrebs wirksam sein, aber auch zu dessen Vorbeugung. Ist das wissenschaftlich gesichert?

PC-SPES und SPES wurden bzw. werden immer noch von ihren Fürsprechern als Naturheilmittel mit nachgewiesener Wirksamkeit gegen Prostatakrebs und andere Krebsarten beworben. Die besagten Naturheilmittel sind in Deutschland nicht als Arzneimittel zugelassen und enthalten Bestandteile und Extrakte verschiedener chinesischer Heilpflanzen. PC-SPES und SPES sollen eine Wirksamkeit beim Prostatakrebs (PC-SPES) haben bzw.

bei Krebspatienten schmerzlindernd (analgetisch) wirken und das körpereigene Abwehrsystem aktivieren (SPES). Daraus wird schließlich werbewirksam abgeleitet, dass PC-SPES/SPES u.a. Krebswachstum und Tumormasse reduzieren, Metastasenbildung verzögern, Überlebenszeit von Krebspatienten verlängern, Lebensqualität verbessern, Notwendigkeit von Chemo-/Strahlentherapie verzögern sowie Wirksamkeit von Chemo-/Strahlentherapie verbessern können. Alle Aussagen sind wissenschaftlich bislang nicht bewiesen und müssen als gefährliche Werbestrategien eingestuft werden. Anfang 2002 warnten nationale und internationale Behörden und Krebsinformationsdienste vor der Einnahme von PC-SPES und SPES. Beide Präparate wurden bzw. werden hauptsächlich über das Internet als »Nahrungsergänzungsmittel« vertrieben und haben auch in Deutschland weite Verbreitung gefunden. Da für beide Präparate Anwendungsgebiete benannt und beworben werden, gelten sie in Deutschland als Arzneimittel und bedürfen der Zulassung, deren Voraussetzung der Nachweis von Qualität, Unbedenklichkeit und Wirksamkeit ist. Da diese Voraussetzungen nicht erfüllt sind, ist eine Zulassung bislang nicht erteilt.

In den USA sind PC-SPES und SPES von der Herstellerfirma aus dem Handel genommen worden, weil im PC-SPES ein synthetisches Östrogen (Diethylstilbestrol) und ein gerinnungshemmendes Mittel (Warfarin) sowie im SPES ein starkes Schlaf- und Betäubungsmittel (Alprazolam) nachgewiesen wurden. Die Beobachtung, dass PC-SPES den Spiegel des Tumormarkers PSA (= Prostata spezifisches Antigen) für das hormonempfindliche Prostatakarzinom senken kann, beruht offenbar nicht auf dem

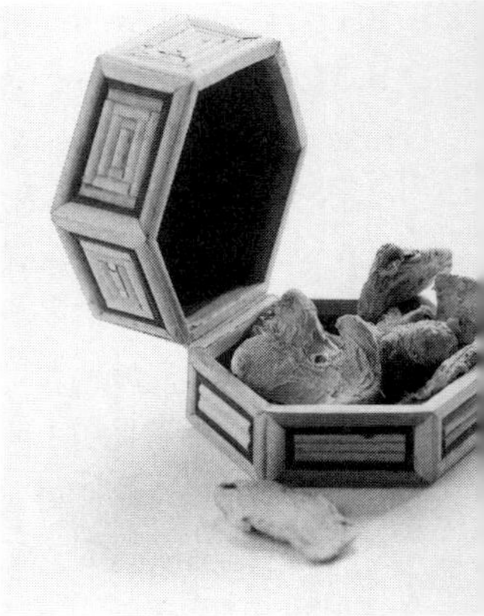

angeblichen Gehalt an pflanzlichen Östrogenen im Präparat, sondern auf der Beimischung des synthetischen Östrogens Diethystilbestrol. Da diese Substanz überdies krebsauslösend ist, schwere Nebenwirkungen hervorrufen kann (Thromboseneigung, Brustwachstum und Brustschmerzen) und zum Scheitern einer aussichtsreichen Hormontherapie beim hormonempfindlichen Prostatakarzinom führen kann, ist von der Anwendung von PC-SPES dringend abzuraten. Dies umso mehr, als es beim hormonempfindlichen Prostatakarzinom Erfolg versprechende Hormontherapien gibt, die selbst im fortgeschrittenen Fall eine deutlich verbesserte Lebenserwartung ermöglichen.

Dies zeigt, wie wichtig es ist, vor »pflanzlichen Produkten bzw. Naturheilmitteln« aus anderen Kulturkreisen zu warnen. Kontrollen, die den hiesigen Qualitätsstandards entsprechen, finden in vielen Herkunftsländern Osteuropas, Asiens oder Südamerikas nicht statt und sollten zu einem unmittelbaren Stopp der Einnahme von PC-SPES und SPES führen. Dies umso mehr, als beide Präparate intensiv beworben wurden und werden, ohne dass bislang ein wissenschaftlich fundierter Wirksamkeitsnachweis erfolgt ist.

info

Die Erfahrung mit PC-SPES und SPES, die unter dem Deckmantel der pflanzlichen Heilmittel chemisch-synthetische Arzneistoffe enthalten (haben), sollte allen Patienten eine dringende Warnung davor sein, Arzneimittel oder Nahrungsergänzungsmittel einzunehmen, die nicht auf Qualität, Unbedenklichkeit und Wirksamkeit geprüft sind.

Bewertung

Aus wissenschaftlicher Sicht muss vor der Einnahme von PC-SPES und SPES und vor den Werbe- und Verkaufsstrategien dringend gewarnt werden. Auffällig ist, dass die ehemaligen Fürsprecher oder Anwender der in Deutschland nicht zugelassenen PC-SPES- und SPES-Therapie nunmehr »Ersatzprodukte« bewerben, u. a. im Internet, bei Patienten-Informationsveranstaltungen sowie auf Kongressen, die in Deutschland ebenfalls nicht als Arzneimittel zugelassen sind und die von den Krankenkassen nicht erstattet werden.

Petrach-Anthozym®

Frage: In einem Buch über Krebsdiäten habe ich von der Möglichkeit gelesen, dass Rote-Bete-Saft das Wachstum von Krebszellen bremsen kann bzw. das Entstehen von Krebszellen verhindern kann. Ich habe daraufhin im Internet gesucht und das Präparat Pe-

trach-Anthozym® gefunden, das u. a. Rote-Bete-Saft enthält. Kann ich mich damit verlässlich vor dem Wiederauftreten auch von Prostatakrebs schützen?

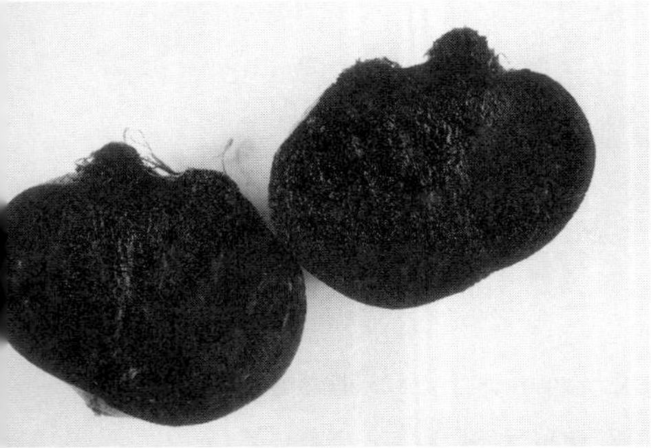

Petrach-Anthozym® ist ein eingedickter Presssaft aus Rote Bete und Milchsäure, vermischt mit weiteren Bestandteilen, u. a. Vitamin C und Johannisbeersaft. In den 1970er Jahren behaupteten P. G. Seeger und H. Scholz, dass Krebspatienten durch Einnahme größerer Mengen Rote Bete (als Gemüse oder Saft) Krebs besiegen könnten. Als Grundlage für die Wirkung des Präparates (bzw. der Roten Bete) wurde angenommen, dass es u. a. in den Sauerstoff-Stoffwechsel von Tumorzellen eingreift, wodurch

1. die Wachstumsrate von Krebszellen herabgesetzt werde,
2. das Krebswachstum verzögert werde,
3. die körpereigene Abwehr gestärkt werde,
4. das Allgemeinbefinden unter Chemo- und Strahlentherapie verbessert werde.

Als angeblicher Beweis für die behaupteten Wirkungen wird eine Sammlung von Fallberichten angegeben. Wissenschaftlich angemessene Untersuchungen erfolgten ausschließlich in Zellkultur- bzw. Tierexperimenten, klinische Studien fehlen hingegen.

info

Rote Bete enthalten in der Regel hohe Nitratgehalte. Aus Nitraten können Nitrosamine entstehen, die als krebserregend gelten.

Bewertung

Aus wissenschaftlicher Sicht liegen keine haltbaren Daten zur Unbedenklichkeit und Wirksamkeit von Petrach-Anthozym® vor. Von einer Anwendung als Krebstherapeutikum oder zur Vorbeugung eines Krebswachstums durch Stärkung des Immunsystems wird dringend abgeraten.

ProstaSol

Frage: In meiner Selbsthilfegruppe wurde kürzlich über den Kongress einer Patientengesellschaft, die sich für biologische Krebstherapien stark macht, berichtet, auf dem ein neues pflanzliches Produkt (ProstaSol) vorgestellt wurde, das die Prostata gesund erhält bzw. auch bei Prostatakrebs therapeutisch sinnvoll sei. Was ist davon zu halten?

Laut Internetpräsentation der Vertreiberfirma ist ProstaSol ein Nahrungsergänzungsmittel, welches u. a. Scutellaria, Ginseng, Skullcap, Reishi, Ingwer, Brennnessel, Pygeum, Quercetin, Resveratrol sowie Sitosterolgemische enthält. Es soll der Gesunderhaltung der Prostata dienen. Es steht außer Frage, dass Pflanzenbestandteile (u. a. so genannte sekundäre Pflanzenstoffe) pharmakologische Wirkungen haben können, wobei aber meist nicht belegt ist, welche klinische Bedeutung sie haben.

Bewertung

Aus wissenschaftlicher Sicht sind weder die Einzelkomponenten noch deren Kombination hinsichtlich klinischer Unbedenklichkeit und Wirksamkeit hinlänglich geprüft. Da der Wert der ProstaSol-Therapie bei Prostatakrebspatienten oder zur Vorbeugung einer Prostatakrebserkrankung nicht ersichtlich ist, sollte sie so lange unterbleiben, bis Unbedenklichkeit und Wirksamkeit aufgezeigt sind.

Rath-Zellularmedizin

Frage: Kann ich der Werbung von Dr. Rath auf Plakatwänden bzw. in Zeitungsannoncen glauben, dass durch Vitamine, Spurenelemente, Aminosäuren (Zellularmedizin) u. a. Krebskrankheiten verhindert bzw. mit Aussicht auf Heilung therapiert werden können?

Über das Ausland vertreibt Dr. Rath u. a. Vitamin- und Spurenelementgemische (»zellulare Medizin«; »Zell-Vitalstoffe«) in Dosierungen, die in Deutschland zu einer Einordnung als »zulassungspflichtige Arzneimittel« führen. Vitamin- und Spurenelementgemische nach Dr. Rath sind hierzulande aber nicht als Arzneimittel zugelassen, obwohl der Hersteller/Vertreiber eindeutig mit wissenschaftlich nicht haltbaren medizinischen Wirkungen der Mittel (u.a. gegen Krebs) wirbt. Er beschreitet nicht den in Deutschland für alle Arzneimittelhersteller zwingend vorgeschriebenen Zulassungsweg, um Qualität, Unbedenklichkeit und Wirksamkeit seiner Produkte zu belegen, worauf alle Patienten ein verbrieftes Recht haben. Deshalb sind insbesondere Hersteller und die Aufsichtsbehörden gefordert, diese Nachweise zu liefern bzw. einzufordern, bevor derartige Mittel vermarktet werden. Dieser Nachweis für eine Zulassung in Deutschland steht aus. Dr. Rath vertreibt seine Vitamin- und Spurenelementpräparate in Deutschland über das Internet und über ein Beraternetz. Laut Dr. Rath könnten sich Millionen Menschen mit hoch dosierten Vitaminpräparaten u.a. gegen Krebs schützen. Mit einer neuen Mixtur aus Aminosäuren, Vitamin C und grünem Tee will er Krebs in den allermeisten Fällen besiegen können.

info

Um aber hier in Deutschland diese Produkte ordnungsgemäß vertreiben zu können, bräuchte er eine Zulassung seitens der Arzneimittelbehörden, die den Nutzen und die Unbedenklichkeit prüfen würden. Da dies bislang nicht geschehen ist, bleiben alle Behauptungen unbewiesen, und die Präparate können Patienten im Sinne des Patientenschutzes nicht empfohlen werden.

Bewertung

Die Vitamin- und Spurenelementpräparate (zellulare Medizin) nach Dr. Rath sind nach den deutschen Zulassungskriterien nicht auf Qualität, Unbedenklichkeit und Wirksamkeit geprüft und müssen deshalb strikt abgelehnt werden.

Säuren-Basen-Haushalt-Regulation

Frage: Meine Heilpraktikerin sagt immer, mein Körper sei nach überstandener Chemo- und Strahlentherapie übersäuert und bedürfe einer Säure-Basen-Haushalt-Regulation. Ist eine derartige Maßnahme angezeigt?

Säuren und Basen spielen eine große Rolle im menschlichen Stoffwechsel, sind aufeinander abgestimmt und gewährleisten dessen optimale Funktion. Durch körperliche Belastungen (u.a. Leistungssport, kräftezehrende Arbeit, Fehlernährung), seelische Belastungen (u.a. Stress, Hektik), insbesondere aber durch Krankheiten und deren Therapien (operativ oder medikamentös, u.a. Antibiotika-, Chemo-, Strahlentherapien) werden im menschlichen Körper vermehrt Säuren gebildet. Um das »natürliche Gleichgewicht« zu erhalten, werden von den Befürwortern der Methode basische Vitalstoffe (= Vitamin- und Spurenelementgemische) angeboten, die belastende Säuren neutralisieren und ein Übersäuern des Körpers verhindern sollen. Der Erstbeschreiber einer solchen Methode (R. Berg) führte um 1926 das Säure neutralisierende Mineralstoffpräparat Basica aus Obst und Gemüse ein.

Es sollte u. a. die Entsäuerung von Körperflüssigkeiten bewirken. Derzeit wird die Hypothese der Übersäuerung von deren Befürwortern u. a. für die Entstehung, das Wachstum und die Ausbreitung von Krebserkrankungen mit verantwortlich gemacht. Des Weiteren werden vielfältige Krankheitssymptome sowie insbesondere auch Nebenwirkungen von Arzneimitteltherapien (u. a. Müdigkeit, Schwäche, Leistungsabfall, Übelkeit) auf das Ungleichgewicht des Säure-Basen Haushalts zurückgeführt.

Bewertung

Aus wissenschaftlicher Sicht ist die Bedeutung des Säure-Basen-Haushalts für die optimale Funktion des menschlichen Organismus bekannt und in den etablierten Diagnostik- und Therapiekonzepten verankert. Ernst zu nehmende Störungen des Säure-Basen-Haushalts bedürfen der wirksamkeitsgeprüften Therapie, da sie unbehandelt oder falsch behandelt zu schwersten Gesundheitsschäden bis hin zum Tode führen können. Diese Therapie (u. a. Normalisierung von Nieren- und Lungenfunktion) wird von Ihrem Arzt bei Bedarf durchgeführt und entsprechend überwacht. Die Verabreichung von Säure neutralisierenden Vitalstoffen (Basica) ist bislang nicht hinreichend auf Unbedenklichkeit und Wirksamkeit geprüft. Ein Nutzen für Anwender ist ungewiss, daher wird von der Einnahme dieser Präparate aus therapeutischer Sicht abgeraten.

Schüßler-Salze

Frage: Können bestimmte Salzlösungen gesund erhalten bzw. Krankheiten (z. B. Krebserkrankungen) heilen?

Laut W. H. Schüßler sind für Blut und Zellen des menschlichen Organismus zwölf »biochemische Nährsalze« notwendig. Obwohl deren Konzentrationen durchaus unterschiedlich sein können, bleiben sie im Verhältnis zueinander gleich und sind für die Funktion des gesunden Körpers (u. a. des Blutes und der Zellen) unentbehrlich. Störungen der Ausgewogenheit von »biochemischen Nährsalzen« führen laut Dr. Schüßler zu Krankheitserscheinungen, die mittels der »biochemischen Heilweise nach Dr. Schüßler« behoben werden können. 3–4-Mal täglich sollen ca. 15–30 Minuten vor den Mahlzeiten bzw. eine Stunde danach Schüßler-Salz-Tabletten eingenommen werden, um die normalen Körperfunktionen wiederherzustellen.

Bewertung

Aus wissenschaftlicher Sicht sind Schüsslersalze bzw. deren Verabreichung (u. a. als Aufbau- und Regenerationsmittel, Stoffwechselmittel, Fiebermittel, Entsäuerungsmittel, Entschlackungsmittel, Blut- und Wasserregulationsmittel) nicht hinreichend auf Qualität, Unbedenklichkeit und Wirksamkeit geprüft und sollten demnach abgelehnt werden.

Spirulina

Frage: Meine Heilpraktikerin hat bei mir eine Abwehrschwäche diagnostiziert, die häufig zu Krebs führt. Mittels Elektroakupunktur nach Voll (EAV) fand sie heraus, dass für mich eine Spirulina-Therapie optimal sei und das Erkrankungsrisiko minimiere. Ist diese teure, von mir selbst zu finanzierende Spirulina-Therapie eigentlich erforscht? Wenn ja, warum werden die anfallenden Kosten nicht von der Krankenkasse erstattet?

Spirulina sind Süßwasseralgen, die u. a. in pazifischen Vulkanseen gedeihen. Laut Hersteller bzw. Fürsprecher enthalten Spirulina-Mikroalgen ca. 60–70 % Eiweiß, lebensnotwendige Aminosäuren, Vitamine, Mineralstoffe (u. a. Eisen und Magnesium), Enzyme und verschiedene Karotinoide. Die Hauptwirkung von Spirulina soll eine »Stärkung des Immunsystems« sein, die allerdings bislang wissenschaftlich noch nicht glaubhaft nachgewiesen wurde. Laut Werbung sollen »langjährige Forschungen zu der Hoffnung berechtigen, dass Spirulina Mikroalgen vor Krebs schützen und Viruserkrankungen verhindern können«.

info

Spirulina Mikroalgen enthalten Eisen, das Krebspatienten auch in der Nachsorge nur bei nachgewiesenem Bedarf und nur therapeutisch unter ärztlicher Kontrolle einnehmen sollten, da Eisen ein Wachstumsfaktor für Tumorzellen ist!

Bewertung

Aus wissenschaftlicher Sicht fehlt für diese Werbeaussagen zu Spirulina jedwede Grundlage. Da die Qualität der Spirulina Präparate sowie deren Unbedenklichkeit und Wirksamkeit bislang nicht hinreichend nachgewiesen sind, wird von deren Anwendung abgeraten.

Traditionelle Chinesische Medizin (TCM)

Frage: Ich habe von den faszinierenden Diagnostik- und Therapieverfahren der TCM gelesen und möchte fragen, ob deren Kombination mit der westlichen Medizin in der Nachsorge einer Brustkrebserkrankung sinnvoll ist? Erhöhe ich durch zusätzliche Inanspruchnahme von TCM meine Chancen, den Brustkrebs besiegen zu können bzw. mich vor dem Wiederauftreten zu schützen?

Die Theorien der TCM weichen stark von westlichen, wissenschaftsgeprägten Diagnostik- und Therapieprinzipien ab und werden zuweilen als »vorwissenschaftliche Versuche zur Erklärung von Krankheiten« abgewertet. Die komplexe TCM-Diagnostik kann Funktionsstörungen beispielsweise gut erkennen, krankhafte Veränderungen der Organe hingegen kaum. Verantwortungsvolle TCM-Ärzte führen daher vor jeglicher Behandlung immer eine TCM-Diagnose und eine schulmedizinische Diagnosestellung durch. Die Behandlung nach TCM auf Grundlage einer ärztlichen Diagnose kann sinnvoll sein, um bei funktionellen Störungen oder chronischen Erkrankungen (u. a. Krebs) Beschwerden zu lindern. Ein Einsatz in der Akutbehandlung hingegen ist nicht empfehlenswert und wird von seriösen TCM-Therapeuten auch nicht angeboten. Prinzipiell sollen TCM-Behandlungen den gestörten Fluss der Lebensenergie harmonisieren. Vielfach führen sie auch zu einer Linderung oder Beseitigung von Beschwerden, allerdings nur dann, wenn keine schweren organischen Erkrankungen vorhanden sind. Psychische Erkrankungen oder Disbalancen werden ebenso wie andere Erkrankungen mit einer aus dem Gleichgewicht geratenen Lebensenergie erklärt und entsprechend behandelt. Generell führen die Methoden der TCM meist zu einer Stärkung des inneren Gleichgewichts sowie einer höheren Lebensqualität und darüber hinaus auch zu einer Stimulierung des Immunsystems. Generell ist gegen die Anwendung der TCM nichts einzuwenden, ein paar wichtige Warnhinweise sollten aber vor allem bei der Anwendung von Kräuterzubereitungen im Rahmen der TCM beachtet werden:

info

Fernöstliche Heilkunst, u. a. Akupunktur, Akupressur, Qi Gong und Tai Chi, spezielle Ernährungslehre, Pflanzenheilkunde, Entspannungs- und Massagetechniken, hat unter dem Begriff »Traditionelle Chinesische Medizin« Einzug in westliche Therapiekonzepte gehalten.

Vorsicht ist angeraten bei nicht durch deutsche Behörden zertifizierten Arzneimitteln, insbesondere Kräutermischungen. Die

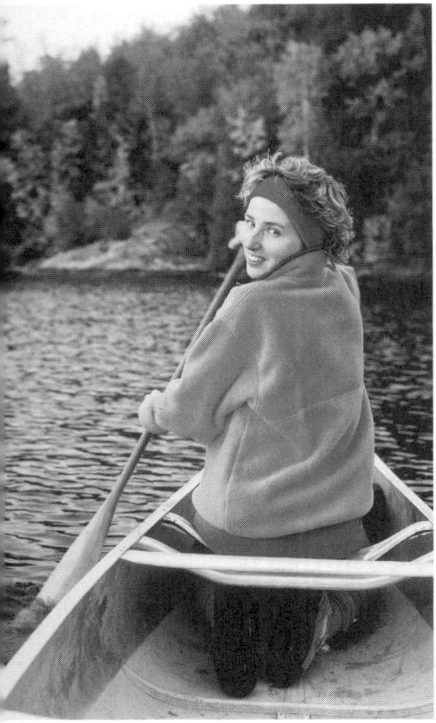

Prüfungen von Arzneimitteln in der Volksrepublik China auf Qualität, Unbedenklichkeit und Wirksamkeit entsprechen nicht den in unserem Kulturkreis geforderten. Immer wieder werden gesundheitsschädliche Belastungen (u. a. durch Schwermetalle, Pestizide) bzw. unkontrollierte Beimischungen (u. a. von synthetischen Hormonen, Blutverdünnungsmitteln, Betäubungs- oder Schlafmittel; ½ PC-SPES; ½ SPES) in den so genannten pflanzlichen Arzneimitteln entdeckt. Bei der Anwendung von Arzneimittelzubereitungen aus anderen Kulturkreisen, wie z. B. Südostasien, ist außerdem zu bedenken: Menschen unterschiedlicher Herkunft unterscheiden sich z. T. erheblich in ihren vererbten Reaktionsweisen, z. B. im Hinblick auf ihren Stoffwechsel. Daher können wirksame Arzneimittel zwar im entsprechenden Kulturkreis sinnvoll sein, bei Menschen mit anderen Erbanlagen hingegen besteht die Möglichkeit, dass die Wirkung ausbleibt bzw. sogar gegenteilige, unerwünschte Wirkungen eintreten. Daher ist vor der Anwendung von Kräuterzubereitungen oder Arzneimitteln der TCM eine Testung nach unseren westlichen Standards angezeigt.

info **Kostenerstattung?**

Patienten, die sich nach den Methoden der TCM behandeln lassen möchten, sollten wissen, dass die meisten Krankenkassen die Behandlungskosten derzeit nicht erstatten, Ausnahme: Akupunktur bei definierten Schmerzzuständen (wobei derzeit die Aufnahme weiterer Anwendungsgebiete in die Erstattung diskutiert wird). Umso wichtiger ist es, selbst zu prüfen, in wessen Hände man sich begibt. Nicht selten kommen durch unseriöse Behandler (die zudem oft nur in TCM-Schnellkursen ausgebildet wurden) auf Patienten sehr hohe Kosten zu – für nicht auf Qualität, Unbedenklichkeit und Wirksamkeit geprüfte Verfahren, die zuweilen nicht einmal nach den Regeln der ärztlichen Kunst ausgeführt werden. Ein Zusammenschluss von Ärztegesellschaften für Akupunktur hat daher jetzt Qualitätsstandards für eine qualitativ hochwertige TCM-Behandlung erarbeitet und vergibt ein Qualitätssiegel für Ärzte, die sich nach diesen Leitlinien richten und die Voraussetzungen erfüllen. Mehr Infos unter: www.akupunktur-qualitaet.

Thymus-Therapie

Frage: Im Mitteilungsblatt einer Patientengesellschaft habe ich gelesen, dass eine Thymus-Therapie im Alter bzw. nach überstandener Krebserkrankung das Abwehrsystem stabilisiert und vor Krebserkrankungen bzw. vor Rezidiven oder Metastasen schützen kann. Stimmt das?

Die Thymusdrüse gehört zum so genannten lymphatischen System und erfüllt wichtige Funktionen innerhalb der körpereigenen Abwehr. Mit zunehmendem Alter nehmen Größe, Gewicht und Funktion der Thymusdrüse ab, und es sinkt der Spiegel aktiver Thymusfaktoren (u.a. Thymuspeptide, Thymushormone). Dies geht einher mit einer gewissen Abwehrschwäche und einer höheren Rate von Infektions- und Krebserkrankungen.

Die immunstimulierende Wirkung der Thymuspeptide bzw. der Thymuspeptidgemische in experimentellen Versuchsanordnungen ist gut belegt. Es zeigt sich ein großes therapeutisches Potenzial für die Behandlung von Krebs- und Infektionskrankheiten, allerdings fehlen noch fundierte klinische Studien, die den definitiven klinischen Wirksamkeitsnachweis liefern.

Es liegen mehrere gut dokumentierte Anwendungsbeobachtungen vor, die zeigen, dass Thymuspeptide oder Thymuspeptidgemische offenbar einen Einfluss auf Abwehrbereitschaft und Lebensqualität von Krebspatienten haben. Dazu gehört etwa die Abnahme von Nebenwirkungen der Standardtherapien. Es sei aber ausdrücklich daran erinnert, dass solche Anwendungsbe-

info

Grundlage der Thymus-Therapie mit Thymuspeptiden oder Thymuspeptidgemischen sowie mit Thymusgesamtextrakten ist die Verbesserung der Abwehrleistungen, um so Krebserkrankungen zu verhindern oder zu heilen bzw. um die Lebensqualität von Krebspatienten zu verbessern.

obachtungen keine Wirksamkeit auf wissenschaftliche Weise belegen können. Dafür sind die Fallzahlen in der Regel zu gering und die bewussten und unbewussten Einflussmöglichkeiten von allen Seiten viel zu unübersichtlich. Auch die Vielzahl an Studien zur Therapie mit standardisierten Thymuspeptidgemischen oder definierten Thymuspeptiden bringt bisher keine Klarheit, da sie alle gravierende Schwächen aufweisen und den wissenschaftlichen Standards in keiner Weise entsprechen. Die bisher vorliegenden Ergebnisse erlauben keine zweifelsfreie Aussage über rezidivfreie und metastasenfreie Zeiten oder über die Gesamtüberlebenszeit unter der Behandlung. Geht man nach der Literatur, dann nützt die Thymuspeptidtherapie den Patienten, weil sie die Zahl und Aktivität der Lymphozyten reguliert. Unbewiesen ist bislang, ob die Immunaktivierung durch Thymuspeptide bzw. deren Gemische auch einen klinischen Effekt hat, d.h. ob sie tatsächlich vor Rezidiven oder Metastasen schützen kann oder ob sie die Überlebenszeit verlängern kann.

achtung

Hier sei ausdrücklich vor der angeblichen Wirksamkeit von Thymusfrischextrakten gewarnt. Weil diese nicht standardisiert sind und damit auch keine Gewährleistung für Qualität, Unbedenklichkeit und Wirksamkeit besteht, sollten derartige Substanzen Patienten nicht verabreicht werden. Es besteht die Gefahr von ernsthaften Infektionskrankheiten sowie von allergischen Reaktionen auf die Bestandteile des Präparates bis hin zu Todesfällen.

Bewertung

Aus wissenschaftlicher Sicht sind studienmäßige Unbedenklichkeits- und Wirksamkeitsnachweise zur Thymuspeptidtherapie bislang nicht erfolgt, aber unerlässlich. Ohne derartige Nachweise sollten Behandlungen mit Thymuspeptidgemischen nicht durchgeführt werden. Für Thymusfrischextrakte liegen bislang keine wissenschaftlich gesicherten experimentellen oder klinischen Wirksamkeitsnachweise vor. Eine Vielzahl von qualitativ unzureichenden Studien und Veröffentlichungen geben eine wissenschaftliche Bedeutung dieser Substanzen vor, die tatsächlich aber in keiner Weise belegt ist. Zu einer Anwendung zum derzeitigen Stand kann daher nicht geraten werden, zumal es nach Einnahme zu ernsten Nebenwirkungen kommen kann.

Zytoplasmatische Therapie

Frage: Mein Heilpraktiker hat mir zur Vorbeugung von Rezidiven eine so genannte zytoplasmatische Therapie nahegelegt. Nachdem ich gelesen habe, was in den Präparaten alles enthalten ist, lehne ich diese Therapie ab. Verpasse ich etwas?

Arzneimittel zur zytoplasmatischen Therapie werden aus verschiedenen Organen (u. a. Gehirn, Plazenta, Thymus, Hoden, Nabelschnur, Nebennieren, Schilddrüse, Knochenmark, Lunge, Leber, Bauchspeicheldrüse, Niere, Milz, Darmschleimhaut) von Föten und Jungtieren (Rindern und Schweinen) hergestellt. Von Befürwortern und Herstellern werden sie empfohlen zur Krebsvorbeugung, zur Aktivierung des spezifischen und unspezifischen Abwehrsystems, zur Minderung von Nebenwirkungen der Krebs-Standardtherapien, zur Behandlung inoperabler Krebse sowie zur Krebs- bzw. Metastasen-Dauertherapie. Der Theorie entsprechend werden durch die zytoplasmatische Therapie dem Organismus »physiologische Reparationshilfen« zugeführt. Diese sollen bewirken, dass defekte (Organ)Strukturen erneuert werden. Die Behandlung mit einem breiten Spektrum von Organbestandteilen soll effektiver sein als Einzelsubstanzen, insbesondere bei Krebserkrankungen, bei denen nicht sicher diagnostizierbar ist, welche Organe letztendlich betroffen sind.

Bewertung

Aus wissenschaftlicher Sicht liegen bislang keine ausreichend fundierten Daten bzw. Untersuchungen zu Qualität, Unbedenklichkeit und Wirksamkeit der zytoplasmatischen Therapie vor. Daher muss von deren Anwendung als Krebstherapie bzw. zur Vorbeugung von Rezidiven und Metastasen abgeraten werden! Zu beachten sind außerdem die hohen Kosten der zytoplasmatischen Therapie, die sich bei den empfohlenen Dosierungen der Dauertherapie auf fünfstellige Eurobeträge pro Jahr belaufen können.

BLOSS NICHT!

Dem medizinischen Erfolg der Therapie von Krebserkrankungen sind auch heute noch Grenzen gesetzt. Die manchmal scheinbare Perspektivlosigkeit der Erkrankung lockt zweifelhafte Anbieter an, die, wie auf keinem anderen Gebiet der Medizin, Betroffene mit haltlosen Versprechen hinsichtlich der Behandlung und auch der Vorbeugung gegen Krebs finanziell auszunehmen versuchen. Es häufen sich die Berichte von Patienten, dass »ärztliche Ratgeber« zu sehr bedenklichen Mitteln greifen, um Patienten zu

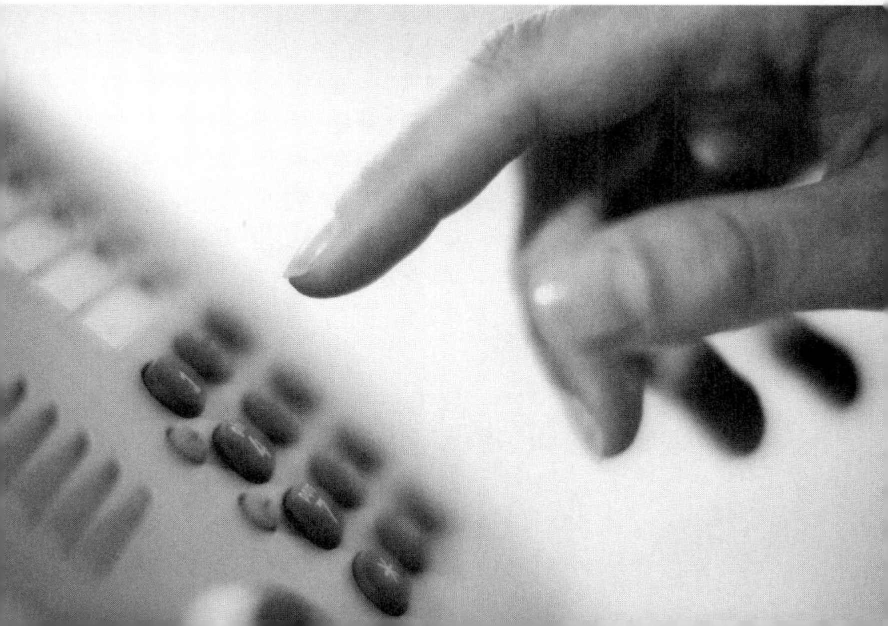

Maßnahmen zu bewegen, welche die Anforderungen an Qualität, Unbedenklichkeit und Wirksamkeit nicht erfüllen. Die nachfolgenden Tipps sollen Patienten vor kostspieligen, nicht auf Aussagefähigkeit, Qualität, Unbedenklichkeit und Wirksamkeit geprüfte Diagnostik- und Therapieverfahren schützen und unseriöse, für Patienten eventuell lebensgefährliche Praktiken entlarven.

info **Standardtherapien**

Bislang haben sich als Standardtherapien für die kurative (= heilende) Behandlung von Krebserkrankungen ausschließlich Operation, Chemo-, Strahlen- und Hormontherapie bewährt. Allein diese Therapieformen haben sich in wissenschaftlichen Untersuchungen (= Studien) als tumorzerstörend und Tumorart und Tumorstadium abhängig als heilend herausgestellt. Demnach sind sie im Rahmen einer wissenschaftlich begründeten Krebstherapie immer erste Wahl.

Auf erprobte Diagnostik oder Therapie verzichten?

Mitunter wird Krebspatienten von erprobten Diagnostikmaßnahmen, von kurativen (= heilenden) Standardtherapien sowie von angemessener Nachsorge bzw. sinnvollen Vorsorgeprogrammen abgeraten. Dies kann lebensgefährlich sein! Misstrauen Sie allen Personen, die behaupten, Sie könnten Krebs ausschließlich mit biologischen Mitteln und ohne (»die z. T. verstümmelnden«) Nebenwirkungen von Standardtherapien heilen oder der Entstehung von Rezidiven bzw. Metastasen vorbeugen.

Auf »zweite Meinung« verzichten?

Holen Sie bei Bedarf immer eine »zweite Meinung« ein! Da jede Krebserkrankung eine sehr individuelle Beratung, Diagnostik, Therapie und Nachsorge erfordert, sollten Sie offen sein für Informationen anderer seriöser Therapiezentren. Dies umso mehr, als Spezialisierungen auf Krebsarten, Diagnostik- oder Therapieverfahren und Anschlussheilbehandlungen/Rehabilitationen unterschiedliche (Behandlungs-)Konzepte zur Folge haben. Hier sind Sie gefordert, für sich die individuell passende und bestmögliche Behandlungs- oder Nachsorgeform ausfindig zu machen. Holen Sie daher immer eine zweite Meinung ein, auch, wenn Ihnen die Diagnose und die angebotenen Therapieformen sehr plausibel erscheinen und überzeugend vorgetragen wurden.

ACHTUNG: Lassen Sie sich nicht einschüchtern mit Aussagen wie
… »das Einholen einer ›zweiten Meinung‹ ist ein Vertrauensbruch, danach kann ich Sie nicht mehr behandeln«
… »wenn Sie andere Diagnostik- und Therapieansätze möchten, werde ich Sie nicht weiterbehandeln« …

Häufig ist es hilfreich, zu Therapiegesprächen eine Person des Vertrauens, wie etwa die beste Freundin oder den Partner mitzunehmen. Gemeinsam fühlt man sich oft besser gewappnet in den Gesprächen mit behandelnden Ärzten. Sind Sie auch nach Einholen – oder gerade nach Einholen – der zweiten Meinung unsicher, welches Verfahren Sie für sich anwenden sollen, dann ist es oft vorteilhaft, den Arzt des Vertrauens, wie etwa den Haus- oder Frauenarzt, in die Entscheidungsfindung einzubeziehen.

tipp

Denken Sie immer daran, dass
es für die gleiche Krebserkrankung unterschiedliche Therapiekonzepte geben kann und Sie für sich das individuell Beste suchen sollten,
Ärzte Personen Ihres Vertrauens sein sollten,
Ärzte auch irren können,
Ärzte bei Vertrauensverlust gewechselt werden können,
das Einholen einer »zweiten Meinung« von souveränen Ärzten befürwortet wird.

Prognosen zu Krankheitsverlauf und Überlebenschancen glauben?

Folgende Aussagen und Prognosen sind immer unseriös:

- Aussagen zum Krankheitsverlauf
  … »wenn Sie die Therapie verweigern, werden innerhalb von Monaten tödliche Metastasen entstehen« … »ein Rezidiv (= Rückfall) ist nur eine Frage von Wochen, wenn Sie die Therapie nicht durchführen« …
- Prognosen zu Überlebenschancen
  … »ohne die von mir empfohlene Therapie sind Sie innerhalb von Wochen tot«
  … »Sie haben laut Statistik noch 3–4 Monate Überlebenszeit« …

Unzulässig sind insbesondere Rückschlüsse von statistischen Erhebungen auf individuelle Krankheitsverläufe, da sich u. a. Tumorbiologie und Tumortherapie (Ansprechraten, einschließlich Spontanremmissionen) personenabhängig gewaltig unterscheiden können. Jeder Patient und jede Krebserkrankung bzw. jede Krebstherapie ist individuell und nicht vergleichbar.

tipp

Prognosen zum Krankheitsverlauf und zum Überleben sollten Sie daher immer kritisch gegenüber stehen – solche Aussagen sind unseriös und eher dazu gedacht, Ihnen eine bestimmte Therapie aufdrängen zu wollen.

Auf »verdeckte Werbung« hereinfallen?

Regelmäßig werden nicht auf Qualität, Unbedenklichkeit und Wirksamkeit getestete Arzneimittel/Heilmittel in Presse, Funk und Fernsehen der breiten Öffentlichkeit als »neue Berichte aus der Wissenschaft« präsentiert. Dabei bedienen sich Hersteller und Vertreiber zweifelhafter Diagnostik- und Therapieverfahren, u. a. des fehlenden Fachwissens von Journalisten sowie des Bestrebens der Presse, sensationelle Erfolgsmeldungen möglichst schnell publik zu machen, um ihre Verfahren oder Heilmittel werbewirksam anzubieten. Meist sind es Einzelfallberichte oder fehlerhaft geplante bzw. durchgeführte Studien, die in der wissenschaftlichen Literatur keine Beachtung finden, denen die sensationellen (aber wissenschaftlich nicht abgesicherten) Therapieerfolge entnommen wurden. Werden derartige Informationen dann als »aktuelle Kongressberichte« veröffentlicht, kann der medizinische

Laie den Wahrheitsgehalt in der Regel nicht prüfen. Oft sind diese Berichte auch nur aufgemacht wie ein redaktioneller Bericht der Zeitung – eigentlich sind es aber Anzeigen des Herstellers, für welche die Zeitung inhaltlich nicht verantwortlich ist (erkenntlich an dem sehr kleinen Wort »Anzeige«, das meist links oder rechts oben untergebracht ist).

tipp

Hinterfragen Sie Presseberichte, Radiobeiträge oder Fernsehsendungen immer kritisch, bevor Sie auf unseriöse Werbestrategien hereinfallen!

Außenseitermethoden anwenden?

Ausdrücklich gewarnt werden muss vor diversen, nicht auf Qualität, Unbedenklichkeit und Wirksamkeit geprüften Therapie- und Diagnostikverfahren – so genannten Außenseitermethoden. Derartige Verfahren werden in Internet, Fernsehen und in der Regenbogenpresse intensiv beworben und behaupten in der Regel unbewiesene Diagnostikmöglichkeiten oder Therapieerfolge.

Besonders kritisch sollten Sie bei folgenden Aussagen sein:

- Metastasenbildung und Krebsrückfälle (Rezidive) werden verhindert.
- Das Krebswachstum und die Tumormasse werden verringert.
- Die Überlebenszeit wird verlängert.
- Die Chemotherapie wird viel später notwendig.

- Die Chemo- oder Strahlentherapie wird verstärkt.
- Die Behandlung ist auch dann noch wirksam, wenn alle anderen Behandlungen versagt haben.

Auf der Grundlage wissenschaftlicher Untersuchungen sind derartige Aussagen für Außenseiterverfahren nicht bewiesen und für Patienten gefährlich, wenn nicht sogar lebensgefährlich. Holen Sie sich im Zweifel Rat bei Ihrem Arzt, dem Krebsinformationsdienst (KID) am Deutschen Krebsforschungszentrum, Heidelberg, der Deutschen Krebshilfe, Bonn oder anderen seriösen Beratungsstellen ein!

Vorsicht auch bei:
- »einzigartigen« Therapeuten bzw. an Namen gebundenen Therapiekombinationen,
- nicht in der Apotheke erhältlichen »Arzneimitteln«,
- nicht hiesigen Qualitätsstandards entsprechenden Nahrungsergänzungsmitteln bzw. Arzneimitteln,
- nur in speziellen Privatkliniken/Privatarzt- bzw. Heilpraktiker-Praxen sowie »Kompetenzzentren« verabreichten Therapiekombinationen.

Es ist schon fast zur Selbstverständlichkeit geworden, dass selbst ernannte Spezialisten aus Kliniken und Praxen in Vorträgen und Dia-Shows Selbsthilfegruppen, Ärzte- und Patientengesellschaften und gemeinnützige Träger zur Patientenanwerbung missbrauchen und scheinbar spezialisierte (Privat)Kliniken, Praxen, immunologische/medizinische Laboratorien sowie nicht auf Aussagefähigkeit, Qualität, Unbedenklichkeit und Wirksamkeit geprüfte Diagnostik- oder Therapieverfahren mit Heilungsversprechen anbieten.

info

Da Krebspatienten neben Einbußen hinsichtlich der Lebensqualität oft auch (Überlebens-)Ängste haben und als Laien der Kompetenz und Ehrlichkeit der betreuenden Ärzte ausgeliefert sind, ist diesem Missbrauch Tür und Tor geöffnet.

Seien Sie daher von Ihrer Grundhaltung her immer kritisch.

Mit Bezahlung in Vorleistung treten?

Gehen Sie als Patient nie auf nachfolgende Aufforderungen oder Angebote von Therapeuten ein:

- Vorauszahlungsgesuch:
  … »legen Sie erst Mal 10 000 Euro auf den Tisch, dann werde ich Sie gesund machen« …
  … »Ihre individuelle Krankheitslage erfordert teure Diagnostik- und Therapiemaßnahmen, die zur Heilung unbedingt notwendig sind. Daher benötige ich eine Vorauszahlung von 8000 Euro« …
- Verzicht auf Rechnung:
  … »wenn Sie bereit sind, die Diagnostik und Therapie bar zu zahlen und auf eine Rechnung verzichten, reduziert sich der Preis um etwa die Hälfte« …

achtung **Vorkasse: Nein danke!**

Meiden Sie als Patient Praxen, Kliniken oder Therapiezentren, die »Vorkasse« verlangen!
Hinterfragen Sie stets kritisch Praxen, Kliniken oder Therapiezentren, die ausschließlich privat abrechnen!
Hinter dem vorgegebenen Qualitätsstandard der angebotenen (meist nicht auf Qualität, Unbedenklichkeit und Wirksamkeit geprüften Diagnostik- und Therapieverfahren) verbirgt sich meist eine klare Geschäftsstrategie zur Gewinnmaximierung.

Derartige Angebote und Forderungen sind höchst unseriös und bedürfen eigentlich der rechtlichen Verfolgung. Da Patienten aber meist mit ihrer Krankheitssituation mehr als ausgelastet (meist überlastet) sind, fehlt die Kraft, derartige Vorgehensweisen anzuklagen und rechtlich zu verfolgen.

Auf Falschinformationen durch unseriöse Patienten-Informationsdienste hereinfallen?

Es häufen sich die Berichte von Patienten, dass »ärztliche Ratgeber« zu sehr bedenklichen Mitteln greifen, um sie zu Vorbeugemaßnahmen bzw. Therapien zu bewegen, welche die Anforderungen an Qualität, Unbedenklichkeit und Wirksamkeit nicht erfüllen. Die zweifelhaften Beratungen erfolgen telefonisch oder im Rahmen von Informationsveranstaltungen für Patienten (Patientenkongresse). So wird zuweilen unkontrolliert von kurativen (= heilenden) Therapien (Operation, Chemo-, Strahlen-, Hormontherapie) abgeraten, ohne den erforderlichen Sachverstand und meist ohne hinreichende Kenntnis der Krankengeschichten. Derartige Ratgeber empfehlen sehr häufig Diagnostik- und Therapiemaßnahmen, die nicht auf Qualität, Unbedenklichkeit und Wirksamkeit geprüft sind und die erprobten Standardtherapien ersetzen sollen. Dazu gehören teilweise auch in Deutschland nicht zugelassene Arzneimittel oder Nahrungsergänzungsmittel, vor denen die Arzneimittelkommission der Deutschen Ärzteschaft und andere Fachgesellschaften eindringlich gewarnt haben. Es ist für Patienten u. U. lebensgefährlich, auf erprobte Standardtherapien zu verzichten, weshalb solche Empfehlungen auch ausdrücklich abgelehnt werden.

Eine kritische Analyse der Repräsentanten in Vorständen und wissenschaftlichen Beiräten solcher »Informationsdienste« lässt aufhorchen. Es besteht die Gefahr, dass geschäftliche Interessen das Handeln dominieren. Insbesondere den telefonierenden Ratgebern scheinen in der Regel fundierte Kenntnisse zu Krebsdiagnostik und -therapie völlig zu fehlen. Daher sollten Patienten allen Empfehlungen solcher Ratgeber am Telefon stets mit kritischer Distanz entgegentreten und immer eine »zweite Meinung« einholen, bevor sie eine neue Therapie beginnen oder eine andere auf Empfehlung solcher Patientenratgeber aufgeben sollen. Eine derartige »zweite Meinung« (insbesondere zum Wert von Standardtherapien oder wirksamkeitsgeprüften komplementären Diagnose- und Therapieverfahren) kann vor Behandlungsfehlern schützen, welche die Gesundheit gefährden.

info

Eine »zweite Meinung« sollte immer von anerkanntermaßen fachkompetenten Kliniken bzw. Ärzten oder Onkologen eingeholt werden.

GLOSSAR

Adjuvante Therapie: Ergänzende Behandlung durch Chemo-, Strahlen-, Hormontherapie. Sie wird zusätzlich zu einer auf Heilung ausgerichteten Therapie (wie etwa eine Operation) durchgeführt und hat zum Ziel, mögliche Rückfälle zu verhüten.

Aerobes Ausdauertraining: Körperliches Training, das langfristig zu einer gesteigerten körperlichen Fitness führt. Geeignete Sportarten sind Wandern, Schwimmen, Radfahren, Walken oder Joggen. Man trainiert beim aeroben Ausdauertraining immer so, dass der Körper nicht überlastet wird.

Antioxidanzien: Substanzen, die Zellen gegen den Angriff von freien Radikalen schützen.

Arabinogalaktan: Zuckerhaltiger, pflanzlicher Ballaststoff, der aus der Lärche gewonnen wird.

Ballaststoffe: Nahrungsbestandteile, die der Körper nicht verdauen kann, die aber regulierend in die Verdauungsfunktion eingreifen und zu einer normalen Darmflora beitragen. Der regelmäßige Verzehr von Ballaststoffen hat einen Schutzeffekt vor Darmkrebs.

Bioaktive Substanzen: Gesundheitsfördernde Inhaltsstoffe von Lebensmitteln, wie etwa Flavonoide oder Ballaststoffe.

Biopsie: Entnahme von Gewebe zur Untersuchung auf Zellveränderungen (z. B. Krebs).

BMI: Body-Mass-Index. Formel zur Feststellung, ob Normalgewicht vorliegt. Der BMI berechnet sich wie folgt: BMI = Körpergewicht [kg] : Körpergröße x Körpergröße [m^2].

Chemotherapie: Behandlung von bösartigen Tumoren mit Medikamenten (Chemotherapeutika). Chemotherapien werden meist mit mehreren Medikamenten und in mehreren Behandlungszyklen durchgeführt.

Coping: »To cope with« heißt auf deutsch so viel wie »einer Sache Herr werden, gewachsen sein«. Coping beschreibt also, wie Menschen mit bestimmten Situationen fertigwerden bzw. diese bewältigen.

Enzym: Eiweiß mit sehr speziellen Aufgaben im menschlichen Stoffwechsel.

Fatigue-Syndrom: Erschöpfungssyndrom. Das Hauptsymptom besteht in einer schweren und lang dauernden Erschöpfung, die durch Schonung nicht zu beheben ist. Typisch sind eine Reihe von Symptomen wie etwa Konzentrations- und Gedächtnisstörungen sowie Muskel- und Kopfschmerzen. Auch depressive Verstimmungen, Gereiztheit und Schlafstörungen zählen dazu.

Fermentierte Lebensmittel: Lebensmittel, denen Bakterienkulturen zugesetzt werden. Diese Bakterien führen zu einer Veränderung der Lebensmittel (längere Haltbarkeit, bessere Verdaulichkeit). Fermentierte Lebensmittel sind etwa Joghurt oder Sauerkraut.

Flavonoide: Pflanzenfarbstoffe mit vielfältigen positiven Wirkungen – unter anderem wahrscheinlich eine Schutzwirkung bei verschiedenen Krebserkrankungen. Flavonoide stecken in den Schalen von rotem, blauem oder violettem Obst oder Gemüse, aber auch z. B. in grünem Tee.

Freie Radikale: Reaktive Sauerstoffverbindungen, die im Körper entstehen oder von außen aufgenommen werden (z. B. durch Zigarettenrauch oder Autoabgase). Freie Radikale können Körperzellen angreifen und schädigen. Sie gelten als auslösende Faktoren für bösartige Erkrankungen.

Frischzellen: Frischzellen werden meist aus Organen von jungen Tieren gewonnen (etwa die Thymusdrüse von ungeborenen Lämmern) und werden bei verschiedenen Erkrankungen und auch gegen das Altern eingesetzt.

Histologie: Anfertigung eines Gewebeschnitts und Bewertung möglicher Veränderungen von Zellen. Mit der Histologie kann herausgefunden werden, ob eine Zelle bösartig ist, wie bösartig sie ist oder auch welche Rezeptoren an der Zelle vorhanden sind.

Hyperthermie: Überwärmung des Körpers.

Immundiagnostik: Diagnostische Maßnahme zur Feststellung, ob das Immunsystem normal arbeitet, d. h. ob die Immunzellen in ausreichender Zahl vorhanden sind.

Immunsystem: Körpereigenes Abwehrsystem. Zum Immunsystem gehören neben gelösten Faktoren (Botenstoffe) eine Vielzahl an Immunzellen, wie etwa die B-Lymphozyten, die T-Lymphozyten oder die Killerzellen, die allesamt in einem komplizierten Zusammenspiel unseren Körper gegen schädigende Einflüsse schützen sollen. Das Immunsystem ist auch aktiv in der Bekämpfung von Krebszellen.

Kanzerogen: Substanz, die krebsauslösend wirken kann.

Karzinom: Bösartiger Tumor.

Lymphknoten: Filterstationen des Lymphsystems. In ihnen werden Zellen herausgefiltert, z. B. Krebszellen, die über die Lymphbahnen vom Ursprungstumor abtransportiert werden.

Makrophagen: Wesentlicher Bestandteil des Immunsystems. Die so genannten Fresszellen erkennen fremde Eiweißstrukturen, umschließen in den Körper eingedrungene Erreger, stülpen diese in ihr Zellinneres und bauen sie dort ab. Auch lebende Tumorzellen vermögen sie zu zerstören.

Mammographie: Röntgenuntersuchung der Brust auf mögliche krankhafte Veränderungen.

Mastopathie: Gutartige, meist knotige Veränderungen in der weiblichen Brust.

Metastasen: Absprengungen von Tumorzellen von einem Ursprungstumor und Ansiedlung in anderen Organen (z. B. in Lymphknoten, Leber, Knochen).

NK-Zellen: So genannte Natürliche Killerzellen. NK-Zellen sind Bestandteile unseres Immunsystems und haben die Fähigkeit, entartete Zellen (Krebszellen) anzugreifen und zu vernichten.

Onkologe: Arzt, der sich auf die Behandlung von Tumorerkrankungen spezialisiert hat.

Phytoöstrogene: Pflanzliche Substanzen, die ähnlich wie das weibliche Sexualhormon Östrogen wirken (zum Beispiel in Soja oder Rotklee).

Probiotika: Bakterien, deren Bestandteile oder Stoffwechselprodukte das Immunsystem aktivieren sollen.

Prognose: Vorhersage über den vermutlichen Krankheitsverlauf.

Sie ist häufig wenig zuverlässig und basiert auf statistischen Werten.

Psychoonkologe: Psychotherapeut oder Psychologe, der sich auf die psychologische Betreuung von Tumorpatienten spezialisiert hat.

Rezidiv: Rückfall, d.h. erneutes Auftreten eines Tumors an seinem Ursprungsort nach erfolgter Behandlung.

Sentinel-Technik: Schonende Operationstechnik zur Entfernung von Lymphknoten im Einzugsbereich von bösartigen Tumoren. Es wird in der Regel nur der so genannte Wächterlymphknoten entfernt. Dies ist die Hauptfilterstation für alle umliegenden Lymphknoten. Ist dieser frei von Metastasen, sind mit hoher Wahrscheinlichkeit auch alle anderen umliegenden Lymphknoten metastasenfrei.

Sonographie: Ultraschalluntersuchung. Wird häufig als zusätzliche diagnostische Maßnahme, z.B. bei der Untersuchung auf Brustkrebs, angewandt.

Thrombozyten: Blutplättchen; dienen u.a. dem Wundverschluss und der Blutgerinnung.

ADRESSEN

Allgemeine Beratung
Deutsche Krebshilfe e. V.
Buschstr. 32
53113 Bonn
Tel. 0228-72990-0
www.krebshilfe.de

Deutsche Krebsgesellschaft e. V.
Tiergarten Tower
Straße des 17. Juni 106–108
10623 Berlin
Tel. 030-3229329-0
www.krebsgesellschaft.de

Krebsinformationsdienst KID
Im Neuenheimer Feld 280
69120 Heidelberg
Tel. 0800-4203040
www.krebsinformation.de

Überregionales Tumorzentrum am Universitätsklinikum Jena
Bachstr. 18
07740 Jena
Tel. 03641-933114
www.tz.uk-j.de

Institut zur wissenschaftlichen Evaluation naturheilkundlicher Verfahren an der Universität zu Köln
Robert-Koch-Str. 10
50931 Köln
Tel. 0221-4786414
www.uni-koeln.de
www.medizin.uni-koeln.de/institute/iwenv

Deutsche Fatigue Gesellschaft e. V.
Maria-Hilf-Str. 15
50677 Köln
Tel. 0221-9311596
www.deutsche-fatigue-gesellschaft.de

Gesellschaft Anthroposophischer Ärzte in Deutschland e. V.
Roggenstr. 82
70794 Filderstadt
Tel. 0711-7799711
www.anthroposophische-aerzte.de

Ernährungsberatung:

Deutsche Gesellschaft für Ernährung e.V.
Godesberger Allee 18
53175 Bonn
Tel. 0228-377660-0
www.dge.de

Deutsches Institut für Ernährungsforschung
Arthur-Scheunert-Allee 114–116
14558 Nuthetal
Tel. 033200-88-0
www.dife.de

Sport:

Deutscher Olympischer Sportbund
Otto-Fleck-Schneise 12
60528 Frankfurt a. M.
Tel. 069-67000
www.dosb.de

Bayerischer Landes-Sportverband e.V.
Georg-Brauchle-Ring 93
80992 München
Tel.: 089-157020
www.blsv.de

Hamburger Sportbund e.V.
Haus des Sports
Schäferkampsallee 1
20357 Hamburg
Tel.: 040-41908-0
www.hamburger-sportbund.de

Landessportbund Berlin e.V.
Jesse-Owens-Allee 2
14053 Berlin
Tel.: 030-30002-0
www.lsb-berlin.net

Landessportbund Brandenburg e.V.
Haus des Sports
Schopenhauerstr. 34
14467 Potsdam
Tel.: 0331-97198-0
www.lsb-brandenburg.de

Landessportbund Bremen e.V.
Eduard-Grunow-Str. 30
28203 Bremen
Tel.: 0421-792870
www.lsb-bremen.de

Landessportbund Hessen e.V.
Otto-Fleck-Schneise 4
60528 Frankfurt am Main
Tel.: 069-6789-0
www.sport-in-hessen.de

Landessportbund Mecklenburg-Vorpommern e.V.
Wittenburger Str. 116
19059 Schwerin
Tel.: 0385-76176-0
www.lsb-mv.de

Landessportbund Niedersachsen e.V.
Ferdinand-Wilhelm-Fricke-Weg 10
30169 Hannover
Tel.: 0511-1268-0
www.lsb-niedersachsen.de

Landessportbund Nordrhein-Westfalen e.V.
Friedrich-Alfred-Str. 25
47055 Duisburg
Tel. 0203-7381-0
www.lsb-nrw.de

Landessportbund Rheinland-Pfalz
Rheinallee 1
55116 Mainz
Tel.: 06131-2814-0
www.lsbrlp.de

Landessportbund Sachsen
Goyastraße 2d
04105 Leipzig
Tel.: 0341-216310
www.sport-fuer-sachsen.de

Landessportbund Sachsen-Anhalt
Maxim-Gorki-Str. 12
06114 Halle
Tel.: 0345-5279-0
www.lsb-sachsen-anhalt.de

Landessportbund Thüringen e.V.
Werner-Seelenbinder-Straße 1
99096 Erfurt
Tel.: 0361-34054-0
www.thueringen-sport.de

Landessportverband Baden-Württemberg e.V.
Fritz-Walter-Weg 19
70372 Stuttgart
Tel.: 0711-28077-850
www.lsvbw.de

Landessportverband für das Saarland
Hermann Neuberger Sportschule
66123 Saarbrücken
Tel.: 0681-3879-0
www.lsvs.de

Landessportverband Schleswig-Holstein e.V.
Winterbeker Weg 49
24114 Kiel
Tel.: 0431-6486-0
www.lsv-sh.de

Sporthilfe e. V.
Paulmannshöher Str. 13
58515 Lüdenscheid
Tel. 02351-9452010
www.sporthilfe-nrw.de

Psychologie/Psychoonkologie:

Deutsche Arbeitsgemeinschaft für Psychosoziale Onkologie e. V.
Kardinal-von-Galen-Ring 10
48149 Münster
Tel. 0700-20006666 (kostenpflichtig)
www.dapo-ev.de

Deutsche Psychologen Akademie des BDP
Am Köllnischen Park 2
10179 Berlin
Tel. 030-209166-0
www.psychologenakademie.de

Arbeitsgemeinschaft Psychoonkologie
Klinik für Tumorbiologie
Breisacher Str. 117
79106 Freiburg
Tel. 0761-206-1220
www.tumorbio.uni-freiburg.de

Selbsthilfe:

Deutsche Leukämie- und Lymphom-Hilfe e. V.
Thomas-Mann-Str. 40
53111 Bonn
Tel. 0228-33889-200
www.leukaemie-hilfe.de

Frauenselbsthilfe nach Krebs e. V.
Thomas-Mann-Str. 40
53111 Bonn
Tel. 0228-33889-400
www.frauenselbsthilfe.de

Bundesverband Prostatakrebs Selbsthilfe e. V.
Alte Straße 4
30989 Gehrden
Tel. 0800-7080123
www.prostatakrebs-bps.de/

Deutsche ILCO e.V.
Thomas-Mann-Str. 40
53111 Bonn
Tel. 0228-33889-500
www.ilco.de

Bundesverband der Kehlkopfoperierten e. V.
Thomas-Mann-Str. 40
53111 Bonn
Tel. 0228-33889-300
www.kehlkopfoperiert-bv.de

Selbsthilfe-Bund Blasenkrebs e. V.
Siepmanns Hof 9
45479 Mühlheim/Ruhr
Tel. 0208-62196041
www.blasenkrebs-shb.de

Arbeitskreis der Pankreatektomierten e. V.
Thomas-Mann-Str. 40
53111 Bonn
Tel. 0228-33889-251
www.bauchspeicheldruese-pankreas-selbsthilfe.de

BÜCHER UND ZEITSCHRIFTEN ZUM WEITERLESEN

Zeitschriften:

Befund Krebs
Deutsches Magazin für Tumorerkrankte
Gfmk Verlagsgesellschaft
Gezelinallee 37–39
51375 Leverkusen
Tel. 0214-31057-0
www.gfmk.de

Leben?Leben!
Das Magazin der Frauenselbsthilfe nach Krebs
Gfmk Verlagsgesellschaft
Gezelinallee 37–39
51375 Leverkusen
Tel. 0214-31057-0
www.gfmk.de

Signal
MVS Medizinverlage Stuttgart GmbH & Co. KG
Oswald-Hesse-Str. 50
70469 Stuttgart
Tel. 0711-8931-0
www.medizinverlage.de

Die blauen Ratgeber
Deutsche Krebshilfe e. V.
Thomas-Mann-Str. 40
53111 Bonn
Tel. 028-72990-0
www.krebshilfe.de

Bücher:

Beuth, J.: Krebs ganzheitlich behandeln, Stuttgart 2004.

Bührer-Lücke, G.: Mit Messer und Gabel gegen Krebs, Hannover 2003.

Burgerstein, U. P.: Ihr Einkaufsführer Vitamine, Stuttgart 2003.

Centurioni, C.; Den Krebs abwehren – die Selbstheilung fördern, Stuttgart 2005.

Delbrück, H.: Krebsnachbetreuung, Heidelberg 2002.

Diamantidis, T.: Den Krebs bewältigen, Stuttgart 2004.

Gerhardt, G.: Brottrunk – Sauer und gesund, Stuttgart 2003.

Goldmann-Posch U.: Der Knoten über meinem Herzen, München 2001.

Hegerl, U., Niescken, S.: Depressionen bewältigen, Stuttgart 2004.

Herbert, S.: Überleben Glücksache, Frankfurt 2005.

Konopka, P.: Krebs, Immunsystem und Ernährung, Stuttgart 2003.

Kretschmer, C.: Gesunde Ernährung bei Krebs, Stuttgart 2002.

Kührer, I., Fischer, E.: Ernährung bei Krebs, Bad Wörishofen 2004.

Leitzmann, C.: Ihr Einkaufsführer bioaktive Substanzen, Stuttgart 2003.

Leitzmann, C. : Ernährung in Prävention und Therapie, Stuttgart 2001.

Lubinic, E.: Aroma-Balance: Wohlfühlen mit Düften, Stuttgart 2005.

Münstedt, K.: Ratgeber unkonventionelle Krebstherapien, Landsberg 2005.

Ohm, D.: Stressfrei durch Progressive Relaxation, Stuttgart 2003.

Rexrodt von Fircks, A.: Ich brauche euch zum Leben – wie Familie und Freunde helfen können, Reinbeck 2004.

Rexrodt von Fircks, A.: Und flüstere mir vom Leben, München 2001.

Rexrodt von Fircks, A.: Und tanze durch die Tränen, München 2003.

Russell-Rich, K.: Verflucht, ich will leben! Frankfurt 2003.

Simonton, O. C.: Prinzip Mut, München 1989.

Simonton, O. C.: Wieder gesund werden, Reinbeck 2001.

Sonntag, R.: Blitzschnell entspannt, Stuttgart 2005.

REGISTER

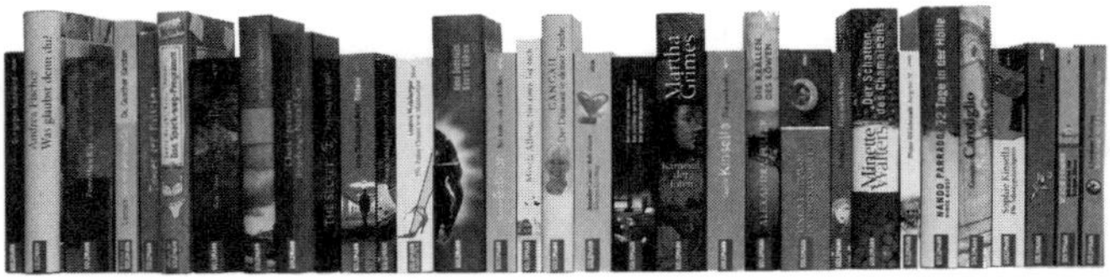